高职高专"十三五"规划教材

内科护理学试题荟萃

第二版

陈宽林　主　编
陈丽云　副主编

化学工业出版社

·北京·

《内科护理学试题荟萃》(第二版)依据有关护士职业资格考试大纲内容,总结和汇集高职高专护理专业内科护理学课程教学及执业护士资格考试辅导经验而编写。

本书主要内容包括内科护理学绪论、呼吸系统疾病、循环系统疾病、消化系统疾病、内分泌与代谢系统疾病、血液系统疾病、泌尿系统疾病、神经系统疾病及风湿免疫系统疾病等患者护理方面的试题。题目类型有名词解释、填空题、简答题及选择题。各节后附有参考答案供参考。

本书可供高职高专护理专业教学及职业资格考试辅导使用,也可供在职护理人员学习使用。

图书在版编目(CIP)数据

内科护理学试题荟萃/陈宽林主编. —2版. —北京:化学工业出版社,2016.9
高职高专"十三五"规划教材
ISBN 978-7-122-27543-1

Ⅰ.①内… Ⅱ.①陈… Ⅲ.①内科学-护理学-高等职业教育-习题集 Ⅳ.①R473.5-44

中国版本图书馆CIP数据核字(2016)第153028号

责任编辑:旷英姿　李　瑾　　　　　　　　装帧设计:史利平
责任校对:王素芹

出版发行:化学工业出版社(北京市东城区青年湖南街13号　邮政编码100011)
印　　装:三河市航远印刷有限公司
787mm×1092mm　1/16　印张13½　字数306千字　2016年9月北京第2版第1次印刷

购书咨询:010-64518888(传真:010-64519686)　售后服务:010-64518899
网　　址:http://www.cip.com.cn

凡购买本书,如有缺损质量问题,本社销售中心负责调换。

定　价:29.00元　　　　　　　　　　　　　　　　　　　版权所有　违者必究

第二版前言
FOREWORD

《内科护理学试题荟萃》第一版自2009年出版以来，受到师生的好评，对内科护理学重要知识点的学习起到点睛作用。由于护士执业考试内容和题型的调整，原书内容和试题形式已经不能满足教学实践和护生参加执业资格考试的需要。为此，我们对照考试大纲，认真总结教学和执业资格考试中学生普遍存在的问题，对内容范围、知识点的深度和试题形式进行了修订。

在坚持"三基""五性""够用、好用"原则的基础上，本次修订扩充了疾病内容，以满足教学、执业资格考试和临床护理实践的需要。在保留原有名词解释、简答题的基础上，增加了填空题；对原有选择题题型进行了调整，分为A1、A2、A3、A4型题，并对内容进行了丰富和扩充。此次修订，也对第一版中内容、题型、知识点等方面存在的瑕疵与不足进行了修正与完善。

本书适用于高职高专护理专业内科护理学课程学习使用，也可作为护士执业资格考试及自学考试的指导和参考用书。

本书由陈宽林任主编并负责统稿，陈丽云任副主编。参加本书编写的还有戴雅玥、华云峰、陆曼曼、马蕊、荣灿、张玉颖、张丽莉。

由于知识结构和编写人员对教学内容的理解差异，书中疏漏之处在所难免，希望大家在使用中不吝指正，以便改正与提高。

编　者

2016年6月

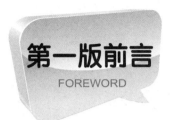

第一版前言

2008年1月23日国务院颁布新的《护士管理条例》，对护理从业人员的基本素质、知识结构、服务意识、从业资质提出了基本、明确的要求。这不仅是对护士执业资格准入的要求，同时也对护理职业教育提出了新的更高的要求和挑战：如何在有限时间的教学实践活动中，既能做到坚持"三基"、"五性"的基本要求，又让学生能够掌握完整而重要的理论体系和知识要点，为其临床护理从业做好基本、必要的知识储备。

俗话说得好："看一遍不如听一遍，听一遍不如讲一遍"，这充分说明了"讲"在"学"中的重要作用，尤其是在临床护理学教学实践中的作用。江苏卫生职业技术学院自2002年正式从普通高中毕业生中招收护理专业学生，在历届内科护理学教学实践活动中，我们一贯坚持既保持内科护理学知识的完整性、系统性，又做到重点知识讲解的突出性、难点知识讲解的透彻性，坚持"话讲透、理讲明"的原则进行教学实践活动。通过短短几年的探索和实践，我院护理专业毕业学生历年来在全国护士执业资格统考中，一次通过率一直位居江苏省各校护理专业考生前列。同时，她们在所在单位的工作也获得广泛好评：不仅具备广泛、扎实的理论功底，同时也具备较强的实践动手能力。

为便于在以后的教学实践活动中更加紧密地将课堂知识的讲授与考试知识点的把握结合起来，我们总结了过去教学实践活动中的经验，参考有关护士执业考试大纲，总结和汇集既往教学实践中对相关知识点的训练，编写了这本《内科护理学试题荟萃》。在编写过程中力求遵循基本知识必须掌握、难点知识适当涉及的宗旨，因此，试题中有部分内容可能超过大纲要求，但对学科知识十分重要，以供那些能力学有所余的学生学习参考。

本书适用于高职高专护理及相关专业，也可供参加全国护士执业资格考试的人士学习、参考。

本书由陈宽林任主编并统稿，陈丽云任副主编。参加本书编写的还有张玉颖、缪文玲及张丽莉。

虽然我们尽力做到适当、准确、精确，但由于知识结构和业务能力的缺陷，试题中难免有不妥之处，希望大家在使用中不吝指正，以便改正并提高。

编　者

2009年3月

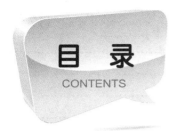

目 录
CONTENTS

第一章　内科护理学绪论　001

第二章　呼吸系统疾病病人的护理　002
- 第一节　概述、常见症状体征的护理　002
- 第二节　急性呼吸道感染病人的护理　005
- 第三节　肺炎病人的护理　007
- 第四节　支气管扩张病人的护理　012
- 第五节　支气管哮喘病人的护理　015
- 第六节　肺结核病人的护理　019
- 第七节　原发性支气管肺癌病人的护理　023
- 第八节　慢性阻塞性肺疾病病人的护理　026
- 第九节　慢性肺源性心脏病病人的护理　030
- 第十节　呼吸衰竭病人的护理　033
- 第十一节　胸腔穿刺　037

第三章　循环系统疾病病人的护理　040
- 第一节　概述、常见症状体征的护理　040
- 第二节　高血压病病人的护理　042
- 第三节　冠心病病人的护理　046
- 第四节　心肌疾病病人的护理　051
- 第五节　心脏瓣膜疾病病人的护理　054
- 第六节　感染性心内膜炎病人的护理　057
- 第七节　心包疾病病人的护理　059
- 第八节　心律失常病人的护理　061
- 第九节　心衰病人的护理　067
- 第十节　冠状动脉介入性诊断和治疗的护理　072

第四章　消化系统疾病病人的护理　　075

- 第一节　概述、常见症状体征的护理 …………………………………… 075
- 第二节　胃炎病人的护理 ………………………………………………… 078
- 第三节　消化性溃疡病人的护理 ………………………………………… 080
- 第四节　肝硬化病人的护理 ……………………………………………… 084
- 第五节　肝性脑部病人的护理 …………………………………………… 087
- 第六节　原发性肝癌病人的护理 ………………………………………… 091
- 第七节　上消化道大出血病人的护理 …………………………………… 093
- 第八节　溃疡性结肠炎病人的护理 ……………………………………… 097
- 第九节　消化系统常见诊疗技术的护理 ………………………………… 099

第五章　内分泌与代谢性疾病病人的护理　　102

- 第一节　概述、常见症状与体征的护理 ………………………………… 102
- 第二节　腺垂体功能减退症病人的护理 ………………………………… 104
- 第三节　甲状腺疾病病人的护理 ………………………………………… 107
- 第四节　肾上腺疾病病人的护理 ………………………………………… 117
- 第五节　糖尿病病人的护理 ……………………………………………… 122
- 第六节　肥胖症病人的护理 ……………………………………………… 127
- 第七节　痛风病人的护理 ………………………………………………… 131
- 第八节　骨质疏松症病人的护理 ………………………………………… 134

第六章　血液系统疾病病人的护理　　139

- 第一节　概述、常见症状体征的护理 …………………………………… 139
- 第二节　贫血病人的护理 ………………………………………………… 142
- 第三节　出血性疾病病人的护理 ………………………………………… 146
- 第四节　白血病病人的护理 ……………………………………………… 149
- 第五节　血液系统常用诊疗技术的护理 ………………………………… 153

第七章　泌尿系统疾病病人的护理　　156

- 第一节　概述、常见症状体征的护理 …………………………………… 156
- 第二节　肾小球肾炎病人的护理 ………………………………………… 159
- 第三节　原发性肾病综合征病人的护理 ………………………………… 163
- 第四节　急性肾衰病人的护理 …………………………………………… 166
- 第五节　慢性肾衰病人的护理 …………………………………………… 168

第六节　尿路感染病人的护理 …………………………………………… 172
第七节　血液净化病人的护理 …………………………………………… 175

第八章　神经系统疾病病人的护理　178

第一节　概述、常见症状体征的护理 …………………………………… 178
第二节　脑血管疾病病人的护理 ………………………………………… 181
第三节　癫痫病人的护理 ………………………………………………… 185
第四节　帕金森综合征病人的护理 ……………………………………… 188
第五节　急性炎症脱髓鞘性多发性神经炎病人的护理 ………………… 189

第九章　风湿免疫性疾病病人的护理　192

第一节　概述、常见症状体征的护理 …………………………………… 192
第二节　类风湿关节炎病人的护理 ……………………………………… 194
第三节　系统性红斑狼疮病人的护理 …………………………………… 198
第四节　干燥综合征病人的护理 ………………………………………… 203

参考文献　207

第一章 内科护理学绪论

一、名词解释

护理学

二、填空题

1. 护士角色包括_____、_____、_____、_____、_____和研究者等。
2. 内科护理服务的对象主要针对的是_____。按照"_____"等护理程序，从_____、_____、_____等方面对病人实施整体护理。

三、思考题

如何学好内科护理学？怎么才能做一个合格的内科护士？

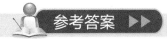
参考答案

一、名词解释

护理学：是有关疾病知识、疾病预防和治疗、病人护理、促进康复、增进健康的科学。

二、填空题

1. 护理者、协调者、教育者、代言者、管理者。
2. 14岁以上人群，"护理评估→发现护理问题/合作性问题→确定护理目标→制定护理方案→实施护理措施→进行护理评价"，生理、心理、社会适应。

（陈宽林）

第二章 呼吸系统疾病病人的护理

第一节 概述、常见症状体征的护理

一、名词解释

1. 体位引流
2. 大咯血

二、填空题

1. 促进有效排痰的方法常见的有_____、_____、_____、_____、_____。
2. 临床上肺源性呼吸困难常见的有_____、_____、混合性呼吸困难三种类型，典型的支气管哮喘引起的呼吸困难属于_____类型。

三、简答题

1. 促进有效排痰的方法常见的有哪些？各自适用于什么样的病人？
2. 大咯血时护理要点有哪些？

四、选择题（单选题）

A1 型题

1. 上下呼吸道的分界标志在（　　）。
   A. 环状软骨　　　　B. 甲状软骨　　　　C. 胸骨角
   D. 胸骨上切迹　　　E. 乳头水平
2. 对于痰液黏稠难以咳出的病人，为促进其有效排痰，以下方法比较适合的是（　　）。
   A. 指导有效咳嗽　　B. 湿化气道　　　　C. 胸部叩击与震荡
   D. 体位引流　　　　E. 机械吸痰

3. 以下五种疾病中哪种疾病往往引起的呼吸困难跟其他疾病不同。（　　）
   A. 喉水肿　　　　　　　　B. 气管异物　　　　　　　C. 气管肿瘤
   D. 支气管哮喘　　　　　　E. 喉痉挛

A2 型题

4. 82 岁老年男性，半年前因为股骨颈骨折后长期卧床，咳嗽无力，近日出现气促紫绀，肺部听诊大量粗湿啰音，为促进其有效排痰，以下哪种方法比较适合。（　　）
   A. 指导有效咳嗽　　　　　B. 湿化气道　　　　　　　C. 胸部叩击与震荡
   D. 体位引流　　　　　　　E. 机械吸痰

5. 38 岁男性，因反复咳嗽、咳痰、咯血十多年，加重三天入院，诊断支气管扩张，今晨突然出现咯整口鲜血，该病人病情观察中重点要观察的是（　　）。
   A. 咳嗽咳痰量　　　　　　B. 咯血量　　　　　　　　C. 有无窒息
   D. 有无休克　　　　　　　E. 小便量

6. 65 岁老年男性，吸烟 40 多年，近十余年气喘进行性加重，三天来胸闷气急明显，来医院就诊，评估过程中，以下哪些情况是需要关注的。（　　）
   A. 有无紫绀　　　　　　　B. 有无三凹征　　　　　　C. 有无哮鸣音
   D. 呼吸频率和节律　　　　E. 以上全是

A3 型题

7～9 题题干

42 岁女性，小时候得过百日咳，反复咳嗽、咳痰十余年，此次咳嗽咳痰加重伴发热三天住院治疗。查体：体温 37.8℃，呼吸略急促，两肺呼吸音粗，右下肺较多湿啰音，胸部 CT 提示右下肺支气管扩张。

7. 入院后护士发现病人痰量多，为了促进有效排痰，护士可采用以下哪项方法。（　　）
   A. 胸部叩击　　　　　　　B. 胸部震荡　　　　　　　C. 机械吸痰
   D. 体位引流　　　　　　　E. 气管镜吸痰

8. 采用此种方法护理过程中，最关键的是（　　）。
   A. 指导病人正确使用腹式呼吸　　B. 摆好正确体位　　　　C. 注意叩击手型
   D. 注意吸引时间和间隔　　　　　E. 指导病人正确使用雾化器

9. 进行以上护理过程中，以下哪项说法错误。（　　）
   A. 餐后 30 分钟进行　　　　　　B. 让病人左侧卧位、脚高位　　C. 可以辅以胸部叩击
   D. 指导病人正确将痰咳出　　　　E. 护理过程中注意观察病情变化

10～12 题题干

46 岁男性，年轻时得过肺结核，经正规抗结核治疗，近年来每于劳累、感冒后会有痰中带血丝，一直未予重视，每次发病自己服用"云南白药"等后就能缓解。三天前连续加班熬夜后又出现痰中带血情况，自己口服"云南白药"后未完全缓解，今晨起床后咳出整口鲜

血,遂来急诊。来院路途中又咳出数口鲜血,总量约 60ml。查体:神志清,生命体征稳定,两肺呼吸音对称,右上肺呼吸音粗。

10. 该病人目前重点要当心的护理问题是（　　）。
 A. 有窒息的危险　　　　　B. 恐惧　　　　　　　　C. 气体交换受损
 D. 活动无耐力　　　　　　E. 清理呼吸道无效

11. 急诊医生将病人收住呼吸科,医生给予吸氧、止血等治疗,对于咯血病人,以下哪项护理措施不正确。（　　）
 A. 大量咯血时暂时禁食　　B. 嘱病人卧床休息　　　C. 嘱病人咯血时不要屏气
 D. 密切观察病情变化　　　E. 可常规给予吗啡减轻恐惧感

12. 入院第二天,护士巡视病房时病人再次咯整口鲜血,出现惊恐、呼吸急促、手足乱舞,此时护士首先要做的是（　　）。
 A. 通知医生　　　　　　　B. 给病人吸氧　　　　　C. 保持病人呼吸道通畅
 D. 立即给予止血药物静推　E. 通知麻醉医师气管插管

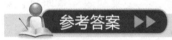
参考答案

一、名词解释

1. 体位引流:利用重力作用使肺、支气管内的分泌物排出体外,又称重力引流。

2. 大咯血:每日咯血量 500ml 以上或一次咯血 100ml 以上或出现窒息的咯血。

二、填空题

1. 指导有效咳嗽、湿化气道、胸部叩击和震荡、体位引流、机械吸引。

2. 吸气性、呼气性、呼气性呼吸困难。

三、简答题

1. 答:(1) 指导有效咳嗽:适用于不会正确咳嗽的病人。

(2) 湿化气道:适用于痰液黏稠难以咳出者。

(3) 胸部叩击和胸壁震荡:适用于久病体弱、长期卧床、排痰无力的病人。

(4) 体位引流:适用于支扩、肺脓肿等有大量痰液而排出不畅的病人。

(5) 机械吸痰:适用于无力咳嗽而痰量多、黏稠、意识不清或排痰困难者。

2. 答:(1) 饮食:大量咯血者暂时禁食。

(2) 休息和体位:大咯血时绝对卧床休息,取患侧卧位。

(3) 病情观察:注意监测生命体征、意识、咯血情况、有无窒息。

(4) 配合抢救:窒息发生时及时清理呼吸道,保持呼吸道通畅,配合医生抢救。

四、选择题

1	2	3	4	5	6	7	8	9	10	11	12
A	B	D	C	C	E	D	B	A	A	E	C

(华云峰)

第二节 急性呼吸道感染病人的护理

一、名词解释

1. 急性上呼吸道感染
2. 急性气管-支气管炎

二、填空题

1. 急性上呼吸道感染 70%～80% 由 _____ 感染引起，常见的病毒包括 _____、_____、_____、_____、_____ 等。
2. 急性气管-支气管炎常见的病因包括 _____、_____、_____。

三、简答题

急性呼吸道感染病人的护理要点有哪些？

四、选择题（单选题）

A1 型题

1. 以下哪种病原体是急性上呼吸道感染最常见的病因。（　　）
   A. 支原体　　　　　　B. 衣原体　　　　　　C. 病毒
   D. 细菌　　　　　　　E. 寄生虫
2. 细菌感染引起的急性呼吸道感染中，又以以下哪种病原体最多见。（　　）
   A. 肺炎链球菌　　　　B. 肺炎克雷伯杆菌　　C. 金黄色葡萄球菌
   D. 铜绿假单胞菌　　　E. 溶血性链球菌

A2 型题

3. 20岁大一新生，受凉后出现鼻塞、流鼻涕，稍有咳嗽，痰少，一天后出现咽喉部明显疼痛。查体：腋温36.5℃，咽喉部发红，扁桃体Ⅱ度肿大，肺部查体无明显异常。首先考虑以下哪种诊断。（　　）
   A. 肺炎　　　　　　　B. 肺结核　　　　　　C. 急性上呼吸道感染
   D. 慢性鼻炎　　　　　E. 过敏性鼻炎
4. 30岁年轻女性，受凉后出现鼻塞、打喷嚏，稍有咳嗽，无明显咽喉部肿痛及发热，以下处置哪项不恰当。（　　）
   A. 注意休息　　　　　　　　　B. 可给予普通抗感冒药物减轻症状
   C. 注意补充水分、维生素　　　D. 保持室内空气流通
   E. 积极使用抗生素抗感染

5. 26岁男性，劳累后出现鼻塞、咳嗽、咽痛症状，自己未注意休息及正规治疗，一周后鼻塞、咽痛症状基本缓解，但有比较明显的咳嗽，咳少许白黏痰，此时考虑病人可能出现了（   ）。

  A. 急性气管-支气管炎 B. 细菌性咽-扁桃体炎 C. 慢性鼻炎
  D. 咳嗽变异性哮喘 E. 病毒性喉炎

A3 型题

6～9题题干

35岁年轻男性，连续加班熬夜后出现咽喉部疼痛，自己服用"板蓝根"后效果不明显，三天后咽喉部疼痛加重，吞咽口水时痛感加重，出现阵发性咳嗽，痰少，来医院就诊。查体：腋温37.4℃，咽喉部明显发红，左侧扁桃体Ⅲ度肿大，右侧扁桃体Ⅱ度肿大，扁桃体表面可见黄白色分泌物，两肺听诊无明显异常。

6. 该病人首先考虑以下哪项诊断。（   ）
  A. 急性上呼吸道感染 B. 急性气管炎 C. 肺炎
  D. 急性鼻炎 E. 以上都不是

7. 对于此病人的治疗措施，以下哪项说法是正确的（   ）。
  A. 注意对症治疗 B. 疾病早期可给予抗病毒药物
  C. 酌情考虑使用抗生素控制感染 D. 注意休息、饮食等一般治疗
  E. 以上说法均正确

8. 护士在给此病人护理时，以下哪种说法不正确。（   ）
  A. 嘱病人注意休息 B. 嘱病人清淡饮食，多喝水
  C. 观察病人咳嗽、咳痰情况变化 D. 病房关紧门窗减少通风
  E. 遵医嘱用药

9. 对此病人进行健康宣教中，以下哪种说法不正确。（   ）
  A. 平时要加强锻炼增强体质 B. 气候突然变化时要注意防寒保暖
  C. 生活规律，避免过度劳累 D. 少去人群密集公共场所
  E. 此病容易迁延导致慢性支气管炎

10～12题题干

28岁女性，受凉后出现鼻塞、打喷嚏、流鼻涕，稍有咳嗽，无痰，第二天出现咽喉部疼痛，自己未重视，连续熬夜加班，自己服用感冒冲剂一周后鼻塞喷嚏症状明显好转，咽喉疼痛改善不明显，咳嗽症状明显加重，咳少许白色黏痰，来医院急诊就诊。查体：腋温36.8℃，咽喉部红肿，双侧扁桃体Ⅱ度肿大，肺部听诊呼吸音粗，无明显干湿啰音。

10. 急诊医生给病人查胸片提示：两肺肺纹理增粗。目前考虑该病人应是以下哪种疾病。（   ）
  A. 急性喉炎 B. 流行性感冒 C. 急性气管支气管炎
  D. 肺炎 E. 咳嗽变异性哮喘

11. 对于该病人的治疗和护理以下哪项说法不正确。（　　）

A. 消除病人顾虑，去除不良心理反应　　B. 嘱病人休息，注意保暖

C. 密切观察体温、咳嗽咳痰症状　　D. 遵嘱用药

E. 建议病人积极采用静脉输液抗感染、止咳、化痰治疗

12. 该病人经过治疗三天后，出现发热、咳黄痰，此时首先考虑以下哪项处理。（　　）

A. 复查胸片、血常规观察病情变化　　B. 加强退热治疗

C. 更改原先抗生素治疗　　D. 两联抗生素加强抗感染

E. 无需调整治疗，继续观察病情

参考答案

一、名词解释

1. 急性上呼吸道感染：是鼻腔、咽或喉部炎症的总称。

2. 急性气管-支气管炎：由生物、物理、化学刺激或过敏等因素引起的气管-支气管黏膜的急性炎症。

二、填空题

1. 病毒，流感病毒、副流感病毒、鼻病毒、腺病毒、呼吸道合胞病毒。

2. 感染、理化因素、过敏。

三、简答题

答：（1）一般护理：注意病人的隔离，防止交叉感染，给予清淡易消化富含营养的食物，多饮水，注意休息保证睡眠。

（2）病情观察：注意症状、体征、血常规、胸片的变化。

（3）对症护理：处理高热，保持呼吸道通畅。

（4）用药护理：遵嘱用药。

（5）做好心理护理和健康指导。

四、选择题

1	2	3	4	5	6	7	8	9	10	11	12
C	E	C	E	A	A	E	D	E	C	D	A

（华云峰）

第三节　肺炎病人的护理

一、名词解释

1. 社区获得性肺炎

2. 医院获得性肺炎

3. 休克性肺炎

二、填空题

1. 肺炎按解剖学分类可以分为 _____、_____、_____，按照病因分类，_____肺炎最常见。
2. 肺炎链球菌肺炎典型的临床表现包括_____、_____、_____、_____。

三、简答题

1. 肺炎常见的分类方法有哪些，分别如何分类？
2. 肺炎病人出现感染性休克时护理要点有哪些？

四、选择题（单选题）

A1 型题

1. 以下哪种肺炎的分类依据跟其他不一样。（　　）
   A. 细菌性肺炎　　　　B. 支原体肺炎　　　　C. 病毒性肺炎
   D. 大叶性肺炎　　　　E. 真菌性肺炎
2. 以下肺炎类型中，哪一种最常见。（　　）
   A. 细菌性肺炎　　　　B. 病毒性肺炎　　　　C. 支原体肺炎
   D. 军团菌肺炎　　　　E. 真菌性肺炎
3. 肺炎链球菌肺炎首选药物是（　　）。
   A. 左氧氟沙星　　　　B. 罗红霉素　　　　　C. 阿米卡星
   D. 亚胺培南　　　　　E. 青霉素 G
4. 军团菌肺炎治疗首选下列哪种抗生素。（　　）
   A. 青霉素类　　　　　B. 头孢菌素类　　　　C. 大环内酯类
   D. 喹诺酮类　　　　　E. 氨基糖苷类
5. 痰液与疾病不符合的是（　　）。
   A. 肺炎球菌性肺炎：血性痰　　　　B. 克雷伯杆菌肺炎：砖红胶冻痰
   C. 葡萄球菌性肺炎：脓血性痰　　　D. 肺炎支原体肺炎：黄浓痰
   E. 病毒性肺炎：白黏痰
6. 下列哪组肺炎抗生素选择不正确。（　　）
   A. 肺炎球菌性肺炎：青霉素　　　　B. 克雷伯杆菌肺炎：三代或四代头孢
   C. 耐甲氧西林葡萄球菌性肺炎：万古霉素　　D. 肺炎支原体肺炎：氨基糖苷类
   E. 肺炎衣原体肺炎：红霉素

A2 型题

7. 19岁男性，淋雨后出现发热、咳嗽、咳铁锈色痰。查体：口温38.8℃，右下肺呼吸音粗，闻及湿啰音，胸片提示右下肺大片高密度影，诊断为右下肺炎，该病人最可能感染的病原体是（　　）。

A. 隐球菌　　　　　　B. 肺炎克雷伯杆菌　　　C. 肺炎链球菌

D. 金黄色葡萄球菌　　E. 支原体

8. 58岁老年男性，吸烟40年，自诉30年前得过"肺结核"。此次劳累后出现发热、咳嗽、咳痰三天，左侧胸痛半天来院，门诊查血常规白细胞总数12×10^9/L，中性粒细胞86%，胸片提示左下肺大片实变影，该病人诊断考虑是（　　）。

A. 肺结核　　　　　　B. 支气管肺癌　　　　　C. 支气管扩张

D. 急性支气管炎　　　E. 左下肺肺炎

9. 16岁高中生，男性，3天前因咽痛、流涕、干咳、发热就诊，体温多在38℃左右，自服感冒药无效，同寝室有类似病人，查体右下肺少许干啰音，胸片提示右下肺淡薄阴影，白细胞总数7.6×10^9/L，粒细胞82%，冷凝集实验阳性，该病人治疗首选是（　　）。

A. 青霉素　　　　　　B. 红霉素　　　　　　　C. 氯霉素

D. 林可霉素　　　　　E. 万古霉素

10. 80岁老年男性，右侧偏瘫，发热、咳嗽、咳痰三天，较多黄脓痰，在社区卫生中心给予抗感染化痰治疗后改善不明显，今日出现高热、神志不清，转到综合性医院，急诊查体：腋温39.2℃，脉搏细速，血压88/60mmHg，口唇紫绀，意识模糊，两肺满布湿啰音，该病人目前最突出的护理问题是（　　）。

A. 体温过高　　　　　B. 清理呼吸道无效　　　C. 知识缺乏

D. 潜在并发症：感染性休克　　E. 气体交换受损

11. 男性25岁，一周前背部出现一个较大疖肿，家人为其挤出脓液后以创可贴覆盖，前天起出现寒颤、发热、咳嗽、咳脓痰，今日出现痰中带血，胸痛，门诊急查血常规：WBC 25×10^9/L，N 91%，胸片两肺有散在密度增高的片状阴影，内有透光区及可疑液平面，考虑是以下哪种肺炎。（　　）

A. 肺炎链球菌　　　　B. 支原体　　　　　　　C. 肺炎克雷伯杆菌

D. 铜绿假单胞菌　　　E. 金黄色葡萄球菌

A3 型题

12～17题题干

20岁男性，平素身体健康。淋雨后突发寒颤、发热、头痛，第二天起出现右侧胸痛、咳嗽、咳痰、痰中带血。查体：腋温39.2℃，右肺呼吸音粗，右下肺有湿啰音，查血常规：WBC 12.3×10^9/L，N 84%，胸片提示右下肺大片高密度影。

12. 该病人最可能的致病菌是（　　）。

A. 肺炎链球菌　　　　B. 金黄色葡萄球菌　　　C. 肺炎支原体

D. 结核杆菌　　　　　E. 军团菌

13. 该病人治疗首选是（　　）。

A. 红霉素　　　　　　B. 氯霉素　　　　　　　C. 青霉素

D. 万古霉素　　　　　　　　　　E. 林可霉素

14. 停用上述抗生素的指征是（　　　）。
 A. 疗程满 14 日　　　　　　　　B. 热退后体温稳定在正常至少 3 日
 C. 发热、咳嗽消退后　　　　　　D. 体温正常 48h
 E. 症状全部消失后

15. 不正确的护理措施是（　　　）。
 A. 注意休息、保证足够睡眠　　　B. 高热量、高蛋白、易消化饮食
 C. 密切观察病人生命体征和咳嗽、咳痰、胸痛症状　　D. 每日饮水 1～2L
 E. 首选吗啡缓解疼痛

16. 符合该病人自然病程中的典型热型是（　　　）。
 A. 弛张热　　　　　　B. 稽留热　　　　　　C. 不规则热
 D. 波状热　　　　　　E. 间歇热

17. 针对发热不正确的措施是（　　　）。
 A. 水杨酸类制剂退热　　B. 酒精擦浴　　　　C. 温水擦浴
 D. 调节房间温度在 18～20℃　　E. 冰帽

18～20 题题干

52 岁男性。因"寒颤、高热一天，伴咳嗽、胸痛、咯砖红色胶冻样痰"就诊。痰量较多、不易咯出。查体：T 39.8℃、BP 88/60mmHg。轻度发绀。左肺叩诊浊音，呼吸音低。四肢湿冷。胸片提示左肺多发性蜂窝状阴影。

18. 病人最可能的诊断是（　　　）。
 A. 肺炎链球菌肺炎休克型　　B. 葡萄球菌肺炎　　C. 厌氧菌肺炎
 D. 军团菌肺炎　　　　　　　E. 克雷伯杆菌肺炎

19. 符合上述疾病好发特点的是（　　　）。
 A. 青少年　　　　　　B. 环境通风良好　　　C. 中老年男性
 D. 中青年男性　　　　E. 冬季多见

20. 该病人目前最严重的护理问题是（　　　）。
 A. 知识缺乏　　　　　B. 体温过高　　　　　C. 潜在并发症：感染性休克
 D. 清理呼吸道无效　　E. 气体交换受损

21～24 题题干

28 岁年轻男性，5 天前臀部出现一个疖肿，自行挤破，3 天前出现发热、寒颤，体温基本在 39℃ 以上，伴咳嗽、咳大量黄脓痰。查体：T 41.5℃、BP 80/50mmHg。吸氧 2L/min 下末梢血氧饱和度 88%，胸部 CT 提示双肺多发斑片影。诊断为"重症肺炎"，收入监护病房。

21. 该病人在护理过程中，重点要关注的是以下哪项。（　　　）
 A. 热度热型　　　　　B. 痰量　　　　　　　C. 胸痛
 D. 感染性休克　　　　E. 焦虑

22. 病人出现以下情况，除下列哪项外均符合感染性休克的表现。（   ）
    A. 出现意识模糊、四肢湿冷　　　　　B. 出现脉搏细速
    C. 病人血压持续低于 90/60mmHg　　　D. 呼吸浅快紫绀加重
    E. 小便量每小时大于 60ml

23. 对于感染性休克病人的护理措施，以下哪种说法不正确。（   ）
    A. 密切观察病人神志、生命体征、小便量　　B. 抬高病人胸部和下肢，注意保暖
    C. 尽快建立静脉通道　　　　　　　　　　　D. 必要时候可以给予血管活性药物维持血压
    E. 血压低于正常就必须快速大剂量输液

24. 该病人经过积极救治后顺利出院，出院时护士宣教中以下哪项不准确。（   ）
    A. 皮肤有疖、痈时要去医院及时治疗　　B. 避免受凉、劳累、淋雨
    C. 注意饮食，摄取足够营养物质　　　　D. 参加体育锻炼，增强体质
    E. 平时可以使用抗生素预防感染

参考答案

一、名词解释

1. 社区获得性肺炎：在医院外引起的感染性肺实质炎症，包括具有明确潜伏期的病原体感染而在入院后平均潜伏期内发病的肺炎。

2. 医院获得性肺炎：病人入院时不存在，也不处于潜伏期，而于入院 48h 后在医院内发生的肺炎。

3. 休克性肺炎：又称中毒型肺炎。严重感染导致败血症或脓毒血症而发生感染性休克，表现为血压下降，脉搏细速，神志恍惚或淡漠，面色苍白，口唇及指端发绀，四肢厥冷，而高热、咳嗽等症不突出。多见于老年人。

二、填空题

1. 大叶性肺炎、小叶性肺炎、间质性肺炎，细菌性。
2. 畏寒发热、咳嗽、咳铁锈色痰、胸痛。

三、简答题

1. 答：(1) 按解剖分：大叶性肺炎、小叶性肺炎、间质性肺炎。

   (2) 按病因分：细菌性肺炎、病毒性肺炎、真菌性肺炎、非典型病原体肺炎、理化因素引起的肺炎、其他病原体所致的肺炎。

   (3) 按患病环境分：社区获得性肺炎、医院获得性肺炎。

2. 答：(1) 观察休克征象。
   (2) 取仰卧中凹位，注意保暖。
   (3) 吸氧。
   (4) 积极补充血容量。
   (5) 纠正酸中毒。
   (6) 应用血管活性药物。
   (7) 积极治疗肺部感染。

四、选择题

1	2	3	4	5	6	7	8	9	10	11	12	13	14	15
D	A	E	C	D	D	C	E	B	D	E	A	C	B	E
16	17	18	19	20	21	22	23	24						
B	A	B	C	C	D	E	E	E						

(华云峰　陈宽林)

第四节　支气管扩张病人的护理

一、名词解释

1. 支气管扩张
2. 干性支气管扩张

二、填空题

1. 支气管扩张典型的症状包括_____、_____、_____，典型的支扩病人痰液有_____的特点。
2. 支气管扩张的治疗原则包括：_____、_____、_____、_____。

三、简答题

1. 支扩病人进行体位引流，护理要点有哪些？
2. 支扩大咯血病人如何护理？

四、选择题（单选题）

A1 型题

1. 引起支气管扩张的最常见的原因是（　　）。
   A. 先天异常　　　　B. 支气管肺组织感染　　　　C. 肺囊性纤维化
   D. 系统性疾病　　　E. 支气管发育畸形

2. 以下关于支气管扩张的临床表现的说法，错误的是（　　）。
   A. 慢性咳嗽、大量脓痰　　　B. 早晨起床后往往咳嗽咳痰比较明显
   C. 部分病人会反复咯血　　　D. 所有支扩病人一定都会有咳嗽咳痰
   E. 病变部位容易反复发生感染

3. 典型的支扩病人会有大量脓痰，其痰液的代表性特点是（　　）。
   A. 铁锈色痰　　　　B. 红色胶冻样痰　　　　C. 绿脓痰
   D. 血痰　　　　　　E. 痰液静置后分层

A2 型题

4. 30岁年轻男性，婴幼儿时期得过支气管肺炎治疗不及时，近两年反复出现咳嗽咳痰，一直未重视，三天来咳嗽咳痰加重，今日出现血痰，来医院就诊。查体左下肺局限性湿啰音，对于明确诊断，门诊建议病人做以下哪项检查最有价值。（　　）

A. 血常规　　　　　　　B. 痰培养　　　　　　　C. 肺功能

D. 胸部CT　　　　　　　E. 凝血功能

5. 52岁女性，诊断"支气管扩张"20余年，三天来受凉后出现咳嗽咳痰加重，每日晨起后咳黄脓痰100ml以上，该病人目前治疗最重要的措施是（　　）。

A. 控制感染　　　　　　B. 止咳　　　　　　　　C. 化痰

D. 预防出血　　　　　　E. 吸氧

6. 45岁男性，反复咳嗽、大量脓痰10多年，既往多次住院诊断"支气管扩张"，此次症状加重三天入院，现每天痰量150ml以上，黄脓痰，痰液较黏稠不易咳出。护士关于此病人的护理以下哪项错误。（　　）

A. 遵嘱用祛痰药物　　　　　　　B. 可以给予雾化吸入稀释痰液

C. 指导家人给予拍背等辅助排痰　　D. 首选机械吸痰

E. 酌情使用体位引流排痰

7. 55岁男性，"支气管扩张"病史20余年，既往多次因为咳嗽咳痰加重住院诊治。1h前体力劳动中突发咯血，为整口鲜血，送到急诊在医生问诊过程中病人突发呼吸急促、发绀、烦躁、大汗淋漓，此时病人出现的最主要护理问题是（　　）。

A. 有窒息的危险　　　　B. 清理呼吸道无效　　　C. 知识缺乏

D. 焦虑　　　　　　　　E. 低效性呼吸形态

8. 32岁女性，小时候得过"百日咳"，近年来反复咳嗽咳痰，间断痰中带血，一直未重视，一天前咳嗽咳痰加重，每天咳大量黄脓痰，间断痰血，门诊查胸部CT提示右下肺支扩，为进一步诊治收住病房。为保持病人呼吸道通畅准备给予其体位引流，该病人应取哪种体位。（　　）

A. 左侧卧位、头高　　　B. 左侧卧位、脚高　　　C. 右侧卧位、头高

D. 右侧卧位、脚高　　　E. 平卧位

A3 型题

9～11题题干

32岁男性，小时候得过支气管肺炎，成年后常有反复咳嗽、咳痰，病情加重时咳大量脓痰，静置后分层，一直未正规诊治，一天前咳嗽咳痰加重，为绿脓痰，来院就诊。查体：腋温37.6℃，两肺呼吸音粗，左下肺可闻及局限性湿啰音。查血常规：WBC $13.6×10^9$/L，胸部CT提示左下肺支扩伴感染。

9. 目前该病人治疗中哪项最重要。（   ）
   A. 抗感染　　　　　　　B. 止咳　　　　　　　　C. 化痰
   D. 止血　　　　　　　　E. 吸氧

10. 为促进排痰，护士给予其体位引流，以下哪项做法不妥。（   ）
    A. 给病人做必要的宣教，征得他同意　　B. 引流前可遵嘱给予化痰药物稀释痰液
    C. 病人取右侧卧位、脚高位　　　　　　D. 餐后30min给予体位引流
    E. 引流时间控制在15～20min

11. 该病人体位引流流出大量脓痰，伴有恶臭，请问抗感染药物需要兼顾哪一类病原体。（   ）
    A. 肺炎链球菌　　　　　B. 卡他莫拉菌　　　　　C. 厌氧菌
    D. 金黄色葡萄球菌　　　E. 铜绿假单胞菌

12～15题题干
42岁男性，十年前患过"肺结核"，此次"间断咯血一天"入院。病人今天出现咯血数次，每次量约5ml，颜色鲜红，无血块，无胸闷气急。查体：生命体征稳定，左上肺听诊呼吸音粗，无明显干湿啰音。

12. 为进一步明确诊断，首选以下哪项检查。（   ）
    A. 血常规　　　　　　　B. 凝血三项　　　　　　C. 支气管镜
    D. 肺部CT　　　　　　　E. 痰培养

13. 如果病人行胸部CT检查，提示左上肺陈旧性结核，左上肺支气管扩张。护理过程中应重点观察哪种病情变化。（   ）
    A. 发热　　　　　　　　B. 大量脓痰　　　　　　C. 大咯血窒息
    D. 焦虑紧张　　　　　　E. 频繁咳嗽

14. 护理查房时病人突然呼吸急促、紫绀、惊恐、大汗淋漓，此时最重要的处理是（   ）。
    A. 通知医生　　　　　　B. 吸氧　　　　　　　　C. 用镇静药物
    D. 清理病人呼吸道　　　E. 静脉使用止血药物

15. 病人发生大咯血窒息先兆后，以下哪项护理措施不够准确。（   ）
    A. 劝告病人放松，不要屏气　　B. 赶紧让病人仰卧　　C. 迅速清除口腔血凝块
    D. 通知医生到现场　　　　　　E. 备好急救设备配合抢救

参考答案

一、名词解释

1. 支气管扩张：指直径大于2mm中等大小的近端支气管由于管壁的肌肉和弹性组织破坏引起的慢性异常扩张。

2. 干性支气管扩张：部分支扩病人无咳嗽咳痰，仅以反复咯血为唯一症状，称为干性支气管扩张，其病变多位于引流良好的上叶支气管，常见于结核性支气管扩张。

二、填空题

1. 慢性咳嗽大量脓痰、反复咯血、反复肺部感染、静置后分层。
2. 保持呼吸道通畅、控制感染、处理咯血、必要时手术。

三、简答题

1. 答：（1）引流前向病人做好宣教，取得合作。
（2）采取适当体位，使病变部位处于高处，引流支气管开口在下。
（3）引流时可辅以胸部叩击，指导病人有效咳嗽。
（4）在空腹下进行，每日1~3次，每次15~20min。如需餐后引流，需在餐后1~2h后进行。
（5）引流过程中观察病人病情变化。
（6）引流后复查生命体征，给予病人漱口、休息。

2. 答：（1）备好抢救设备。
（2）注意观察病人有无窒息症状，生命体征。
（3）劝告病人身心放松，不要屏气。
（4）出现窒息征象时立即取头低脚高俯卧位，头偏向一侧，清除口腔血凝块。
（5）积极配合医生抢救。

四、选择题

1	2	3	4	5	6	7	8	9	10	11	12	13	14	15
B	D	E	D	A	D	A	B	A	D	C	D	C	D	B

（华云峰）

第五节　支气管哮喘病人的护理

一、名词解释

1. 支气管哮喘
2. 咳嗽变异性哮喘

二、填空题

1. 哮喘的发病机制与_____、_____、_____、_____密切相关。
2. 治疗哮喘的药物主要有_____、_____、_____、_____等几大类。

三、简答题

治疗哮喘常用的解痉平喘药物有哪几类，各列举一二。

四、选择题（单选题）

A1 型题

1. 哮喘的发病机制是（　　）。
   A. 变态反应　　　　　　B. 气道炎症　　　　　　C. 气道反应性增高

D. 神经体液因素　　　　　　E. 以上均是

2. 哮喘的本质是（　　　）。

A. 变态反应　　　　　B. 气道炎症　　　　　C. 气道反应性增高

D. 神经体液因素　　　E. 过敏体质

A2 型题

3. 30岁年轻男性，反复发作性喘、呼吸困难十余年，诊断为"支气管哮喘"。以下哪项不符合该病人临床表现。（　　　）

A. 发作时可能会伴有胸闷咳嗽　　B. 症状经过治疗或者可以自行缓解

C. 以吸气性呼吸困难为主

D. 发作时两肺可有哮鸣音

E. 不发作时无明显症状和体征

4. 16岁男性，"感冒"后咳嗽一月余，为阵发性刺激性干咳，伴有胸闷，反复门诊抗感染、止咳、化痰治疗效果不好，可以建议该病人进一步做什么检查明确诊断。（　　　）

A. 胸片　　　　　　　B. 支气管激发试验　　　　C. 血常规

D. 冷凝集试验　　　　E. 支气管镜检查

5. 王某，40岁，"哮喘"病史20余年，在家打扫卫生吸入粉尘后突发气喘、胸闷气急明显。为缓解症状，此时首选吸入以下哪种药物。（　　　）

A. 布地奈德　　　　　B. 沙丁胺醇　　　　　C. 噻托溴铵

D. 替卡松　　　　　　E. 色甘酸钠

6. 50岁老年男性，诊断为支气管哮喘多年，平时自己不规律服用氨茶碱片，护士给其作药物护理宣教时，要告诉病人，氨茶碱最常见的严重不良反应是（　　　）。

A. 皮疹　　　　　　　B. 胃肠道反应　　　　　C. 心脏神经毒性

D. 肝肾功能受损　　　E. 粒细胞减少

A3 型题

7～9题题干

30岁女性，周末去植物园赏花后周一上班出现胸闷气急、呼吸困难，伴有咳嗽，痰少，自己服用感冒药物无效来院就诊。查体：气喘貌，两肺呼吸音粗，散在哮鸣音，查血常规无明显异常，胸片提示两肺纹理增粗。

7. 该病人最可能的诊断是（　　　）。

A. 急性气管炎　　　　B. 过敏性鼻炎　　　　　C. 支气管哮喘

D. 支原体肺炎　　　　E. 喉痉挛

8. 如果明确是以上诊断，该病急性发作时典型的临床表现是（　　　）。

A. 吸气性呼吸困难及双肺哮鸣音　　　B. 呼气性呼吸困难及双肺哮鸣音

C. 吸气性呼吸困难及双肺湿啰音　　　D. 呼气性呼吸困难及双肺湿啰音

E. 混合性呼吸困难伴湿啰音
9. 该病人经治疗好转出院，出院后最有效和推荐长期应用的抗炎剂是（　　）。
A. 口服泼尼松　　　　　B. 口服抗生素　　　　　C. 吸入糖皮质激素
D. 吸入沙丁胺醇　　　　E. 口服酮替芬

10~16题题干

35岁男性，因"反复发作性呼吸困难10余年，发作并加重一天"就诊。一天前公园游玩接触了柳絮，今晨出现明显的气喘、呼吸困难、不能平卧，伴有咳嗽，少量黏白痰。自己吸入"福莫特罗"后无改善来院就诊。查体：气喘貌、讲话不连贯、端坐位、汗多。唇无发绀。P 120次/min、R 21次/min。心率120次/min，律齐。两肺呼吸音粗，满布哮鸣音。腹软无殊。门诊拟"支气管哮喘急性发作"收住入院。

10. 入院后医生给予查血气分析，以下哪种情况提示病人病情严重。（　　）
A. $PaCO_2$降低　　　　B. $PaCO_2$在正常水平　　C. $PaCO_2$升高
D. pH7.36　　　　　　E. PaO_2升高

11. 以下关于该病人的治疗，下列哪项说法错误。（　　）
A. 可雾化吸入$β_2$受体激动剂　B. 可静滴氨茶碱　　C. 可吸入糖皮质激素
D. 必要时可以静滴糖皮质激素　E. 三联抗生素加强抗炎治疗

12. 治疗过程中病人出现恶心、头痛、心悸心慌，最有可能是哪种药物引起。（　　）
A. 甲泼尼龙　　　　　B. 氨茶碱　　　　　　C. 头孢呋辛
D. 氢化可的松　　　　E. 地塞米松

13. 为有效缓解该病人"气喘、呼吸困难"，最有效的治疗方法是（　　）。
A. 丙特卡罗（美喘清）　B. 沙丁胺醇（舒喘灵）　C. 糖皮质激素
D. 扎鲁斯特　　　　　E. 氨茶碱静脉滴注

14. 针对该病人的有关治疗目标不正确的是（　　）。
A. 控制急性发作　　　　B. 彻底根治　　　　　C. 长期控制症状
D. 减少或预防风险发生　E. 减少或避免急性发作

15. 针对该病人正确的护理目标是（　　）。
A. 缓解呼吸困难　　　　B. 有效改善通气　　　　C. 促进有效排痰
D. 正确使用定量雾化吸入器　E. 以上都是

16. 有关该类病人的饮食指导错误的是（　　）。
A. 足够热量、高蛋白　　B. 戒烟酒　　　　　　C. 增加水产品摄入
D. 急性发作保证2000~3000ml/天饮水　　E. 避免使用食物添加剂

17~20题题干

男性，18岁，"反复发作性干咳1年多加重半天"就诊。病人一年多来每至寒冷天气咳嗽发作频繁，一直未正规诊治。今晨突发频繁干咳，感胸闷气急明显，来院就诊。查体：急性面容。唇无发绀。心率82次/min，律齐。两肺散在干啰音。辅助检查：血常规、胸片无明显异常。肺功能提示FEV1/FVC：60%。血IgE水平增高。

17. 该病人最可能的诊断是（　　）。

A. 支气管扩张　　　　　B. 肺炎　　　　　　　　C. 肺结核
D. 支气管哮喘　　　　　E. 慢性支气管炎

18. 对于该病人的一般护理措施，以下哪项说法不正确。（　　）
A. 保持室内空气清洁　　　　　B. 保证室内温度适宜
C. 允许病人自带蚕丝被保暖　　D. 把室内亲友赠送的鲜花移出
E. 鼓励病人适当多饮水

19. 该病人经住院治疗后症状缓解，为进一步长期抗炎，建议该病人在家规律使用以下哪类药物。（　　）
A. 口服抗生素　　　　　B. 吸入糖皮质激素　　　C. 口服糖皮质激素
D. 口服β受体激动剂　　E. 口服酮替芬

20. 病人出院时候护士的健康宣教，哪项不正确。（　　）
A. 嘱咐病人需要规律用药定期复查　　B. 避免进食容易过敏的食物
C. 室内多养花草净化空气　　　　　　D. 不养宠物
E. 避免接触刺激性气体

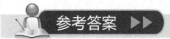

参考答案

一、名词解释

1 支气管哮喘：由嗜酸粒细胞、肥大细胞、T 淋巴细胞等多种炎症细胞和细胞组分参与的气道慢性炎症性和气道高反应性疾病。

2. 咳嗽变异性哮喘：部分哮喘病人呼吸困难和气喘不明显，仅以咳嗽为唯一症状，称咳嗽变异性哮喘。

二、填空题

1. 变态反应、气道炎症、气道反应性增高、神经体液因素。

2. β受体激动剂、糖皮质激素、抗胆碱药物、茶碱。

三、简答题

答：（1）$β_2$ 受体激动剂：沙丁胺醇、特布他林、沙美特罗等。

（2）糖皮质激素：甲波尼龙、泼尼松、布地奈德、氟替卡松等。

（3）抗胆碱药物：异丙托溴铵、噻托溴铵。

（4）茶碱类：氨茶碱片、茶碱控释片、氨茶碱针剂。

（5）其他药物：孟鲁斯特、色甘酸钠、酮替芬等。

四、选择题

1	2	3	4	5	6	7	8	9	10	11	12	13	14	15	16	17	18	19	20
E	B	C	B	B	C	B	C	C	E	B	C	B	C	B	E	E	C	D	C
																		B	

（华云峰）

第六节 肺结核病人的护理

一、名词解释

1. 原发综合征
2. 结核球
3. 全程督导短程化疗

二、填空题

1. 结核病的基本病理变化是_____、_____、_____。
2. 结核病化疗的基本原则是_____、_____、_____、_____、_____。
3. 常用抗结核药物包括_____、_____、_____、_____和链霉素等。
4. 继发性肺结核的临床类型有：_____、_____、_____、_____和纤维空洞型。其中最常见的类型是_____。

三、简答题

1. PPD试验如何做，怎么判断？
2. 对于PPD阳性或阴性结果如何评价？

四、选择题

A1 型题

1. 为清除含有结核分枝杆菌的痰液，以下哪种方法最快捷、最彻底。（   ）
   A. 70％乙醇擦拭　　　　B. 阳光下晒　　　　C. 开水烫
   D. 来苏尔清洗　　　　　E. 焚烧

2. 以下哪项检查结果能确诊肺结核。（   ）
   A. 有低热盗汗、咳嗽咯血　　　B. 胸片见到片状阴影内有空洞
   C. 痰抗酸杆菌（＋）　　　　　D. PPD（＋＋＋）
   E. 与结核病人有接触史

A2 型题

3. 45岁男性诊断为肺结核住院行抗结核治疗，家属询问家里人如何防护，护士解答的以下内容中哪项不正确。（   ）
   A. 肺结核是由结核杆菌引起的　　　B. 结核杆菌抵抗力强
   C. 主要通过飞沫传播　　　　　　　D. 不是所有结核病人都有传染性
   E. 接种过卡介苗的人不会被感染

4. 32岁男性，发热、咳嗽、咳痰、痰中带血三天，查PPD（++），护士关于该检查结果的判读，以下哪项说法不正确。（ ）

  A. 病人可能有结核菌感染　　B. 病人可以诊断为肺结核

  C. 病人不一定有结核菌感染　　D. 病人可能患肺结核

  E. 病人可能没有患肺结核

5. 28岁女性，办公室近期有一同事因肺结核住院治疗，近日她自觉每天低热、盗汗、乏力，稍有咳嗽咳痰，担心自己感染了肺结核去医院做了一系列检查，以下哪项检查结果对判定她患肺结核最有价值。（ ）

  A. 血沉增快　　　　　　B. C反应蛋白增高　　　　C. 痰抗酸杆菌（+）

  D. PPD（+++）　　　　E. 胸片见左上肺絮状阴影

A3 型题

6～8题题干

48岁男性，低热盗汗半月，咳嗽、胸痛5天，胸闷气急2天入院，病人5天前出现左侧胸痛，深吸气时明显，未重视，近2天胸痛减轻，但逐渐出现胸闷气急，并逐渐加重，来医院门诊查胸片提示左侧胸水收住入院。入院后经过一系列检查诊断：左侧胸腔积液，左侧结核性胸膜炎。

6. 病人及家属关心此病是否有传染性，护士在宣教中以下哪种说法是正确的。（ ）

  A. 结核感染者都有传染性　　　　B. 结核病人都是传染源

  C. 只有痰中排菌者才有传染性　　D. 结核性胸膜炎有很强的传染性

  E. 结核主要通过体液接触传染

7. 关于该病人的治疗与护理，以下哪项说法是错误的。（ ）

  A. 注意休息增加营养　　　　　　B. 可给予胸腔穿刺抽液减轻气急症状

  C. 酌情给予止痛药物缓解胸痛　　D. 无需规律使用抗结核药物

  E. 必要时可胸腔内注射抗结核药物治疗

8. 此病人的护理措施中以下哪项不正确。（ ）

  A. 给予高热量、高蛋白饮食

  B. 注意休息避免劳累

  C. 抽液治疗过程中需要密切观察有无胸膜反应

  D. 每次抽液治疗都要观察并记录抽液量、颜色、性质

  E. 胸水基本消失后口服抗结核药物即可停用

9～13题题干

38岁女性，因"发热、咳嗽、咳痰十余天"入院。半月前有明确的开放性结核病人接触史，此次发病以来乏力明显，食欲差，夜间盗汗频繁，住院后查血沉、C反应蛋白均高，PPD（+++），胸片提示右下肺絮状阴影，多次痰找抗酸杆菌阴性，医生诊断为右下肺继发性肺结核（初治、痰菌阴性）。

9. 关于此病人是否需要抗结核药物化疗，以下说法正确的是。（　　）
   A. 需要按照方案足月足量化疗　　　B. 无需化疗
   C. 任选一种药物治疗就可以　　　　D. 总疗程可以减半
   E. 选用两种抗结核药物规律服用2个月

10. 关于病人乏力、盗汗症状的处理，以下哪种说法错误。（　　）
    A. 如果症状轻可以不特殊处理
    B. 嘱病人避免受凉
    C. 做好皮肤护理
    D. 正规抗结核治疗之前可先给予泼尼松口服缓解症状
    E. 勤换衣服

11. 病人食欲差，关于该病人的饮食护理，以下哪项说法正确。（　　）
    A. 给予高热量、高蛋白饮食　　　　B. 注意补充水分
    C. 尽量提供色香味美的食物　　　　D. 每日补充新鲜蔬菜水果
    E. 以上均正确

12. 该病人在抗结核治疗过程中出现"下肢麻木、针刺感"，可能与下列哪种药物有关。（　　）
    A. 乙胺丁醇　　　　B. 利福平　　　　C. 吡嗪酰胺
    D. 异烟肼　　　　　E. 链霉素

13. 为预防上述情况发生，下列措施正确的是（　　）。
    A. 应用糖皮质激素　　B. 补充甲钴胺　　C. 补充维生素B_6
    D. 补充维生素C　　　E. 更换药物

14~20题题干

52岁男性，吸烟三十余年，近日连续熬夜后出现低热、咳嗽、咳痰，偶有痰中带血，自己服用感冒药物改善不明显，发病以来食欲差。查体：T 37.6℃，两肺呼吸音粗，无明显干湿啰音。血常规无明显异常，血沉、C反应蛋白偏高，胸片提示左上肺少许片状密度增高影。

14. 以下疾病除哪个外，该病人都需要考虑。（　　）
    A. 肺结核　　　　　　B. 支原体肺炎　　　　C. 支气管肺癌
    D. 慢性支气管炎　　　E. 支气管扩张

15. 该病人要行PPD检查，关于此项检查，以下哪种说法正确。（　　）
    A. 一般在左手手背注射　　B. 抽取PPD试剂1ml皮内注射
    C. 48~72h后观察结果　　　D. 主要观察红晕直径
    E. 直径大于3mm即为阳性

16. 病人进一步完善检查，结合PPD、痰菌、CT等检查，诊断为"继发性肺结核"，该病人最重要的治疗措施是（　　）。
    A. 止咳　　　　　　B. 化痰　　　　　　C. 退热
    D. 化疗　　　　　　E. 止血

17. 病人药物治疗后出现小便橘红色，护士询问病史后无其他异常发现，可以告诉病人可能跟以下哪个药物有关。（ ）

  A. 异烟肼   B. 利福平   C. 吡嗪酰胺

  D. 乙胺丁醇   E. 链霉素

18. 该病人经过正规治疗后病情明显好转给予出院，出院时护士宣教中哪项是错误的。（ ）

  A. 采用高热量、高蛋白易消化饮食   B. 规律用药，避免漏服

  C. 定期门诊复查   D. 接种卡介苗可以避免再次感染

  E. 注意个人卫生避免随地吐痰

19. 如该病人痰菌涂片阳性，给予"2HRZE/4HR"方案治疗，请问其中的"E"代表的是（ ）。

  A. 乙胺丁醇   B. 链霉素   C. 吡嗪酰胺

  D. 异烟肼   E. 利福平

20. 使用上述方案中"E"，容易发生（ ）。

  A. 药物性肝炎   B. 视神经炎   C. 听力损伤

  D. 周围神经炎   E. 高尿酸血症

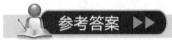

参考答案

一、名词解释

1. 原发综合征：原发型肺结核病变包括肺部原发病灶、引流淋巴管炎和肿大的肺门淋巴结，称为原发综合征。

2. 结核球：干酪样坏死灶部分消散后，周围形成纤维薄膜，或干酪空洞阻塞性愈合，空洞内干酪物质不能排除，凝成球形病灶称结核球。

3. 全程督导短程化疗：肺结核病人在治疗过程中每次用药都必须在医务人员直接监督下进行的为期6个月的化疗的方法。因故未用药时必须采取补救措施以保证医嘱规律用药。

二、填空题

1. 渗出、增生、干酪样坏死。

2. 早期、规律、全程、适量、联合。

3. 异烟肼、利福平、吡嗪酰胺、乙胺丁醇。

4. 浸润型、空洞性、结核球、干酪性，浸润型。

三、简答题

1. 答：方法：通常在左前臂屈侧中上部1/3处皮内注射0.1ml PPD试剂，48～72h后观察皮肤硬结的直径。

判断：硬结直径小于5mm为阴性；5～9mm为弱阳性；10～19mm为阳性；大于或等于20mm或局部出现水泡和淋巴管炎为强阳性。

2. 答：(1) 阳性结果：结核感染者；已经患病，尤其3岁以内儿童；1IU强阳性则提示结核病活动。

(2) 阴性结果：可能见于：无感染及未患病者；初次感染4～8周内；严重营养不良者；患有麻疹、HIV、水痘者；淋巴肿瘤及其他恶性肿瘤等严重疾病者；免疫抑制治疗者；严重结核病病人。

四、选择题

1	2	3	4	5	6	7	8	9	10	11	12	13	14	15	16	17	18	19	20
E	C	E	B	C	C	D	E	A	D	E	D	C	D	C	D	B	D	A	B

（华云峰　陈宽林）

第七节 原发性支气管肺癌病人的护理

一、名词解释

1. 中央型肺癌
2. 周围型肺癌
3. Horner 综合征
4. 副癌综合征

二、填空题

1. 原发性支气管肺癌最重要的危险因素是_____，按组织病理学分类可分为_____、_____。
2. 肺癌常用的治疗手段有_____、_____、_____和生物反应调节剂等治疗。

三、简答题

1. 原发性支气管肺癌主要的临床表现有哪些？
2. 原发性支气管肺癌病人疼痛的护理要点有哪些？

四、选择题（单选题）

A1 型题

1. 肺癌最常见的病理类型是（　　）。
   A. 腺癌　　　　　　　B. 小细胞癌　　　　　C. 鳞癌
   D. 未分化癌　　　　　E. 肺泡细胞癌

2. 对放疗最敏感的肺癌是（　　）。
   A. 腺癌　　　　　　　B. 小细胞未分化癌　　C. 鳞癌
   D. 肺泡细胞癌　　　　E. 均不敏感

3. 诊断肺癌最可靠的依据是（　　）。
   A. CT　　　　　　　　B. 胸片　　　　　　　C. 痰细胞学和支气管镜检查
   D. 家族史　　　　　　E. 体征

4. 预后最差的支气管肺癌是（　　）。
   A. 腺癌　　　　　　　B. 小细胞未分化癌　　C. 鳞癌

D. 肺泡细胞癌　　　　　　　　E. 腺鳞癌

5. 下列不是 Horner 综合征表现的是（　　）。
A. 眼球内陷　　　　　B. 眼睑下垂　　　　　C. 瞳孔缩小
D. 结膜水肿　　　　　E. 同侧额部胸壁无汗或者少汗

A2 型题

6. 男性，67 岁，吸烟 40 年，2 个月来出现刺激性咳嗽，有时痰中带血，左胸痛，X 胸片提示左上叶 3cm×5cm 块影，呈分叶状，边缘有毛刺。初步诊断为（　　）。
A. 肺癌　　　　　　　B. 肺结核　　　　　　C. 结核球
D. 肺脓肿　　　　　　E. 肺纤维化

7. 男性，65 岁，诊断支气管肺癌，近日出现头面部、颈部、上肢水肿，查体可见颈静脉怒张。考虑为（　　）。
A. 肿瘤侵袭胸膜　　　B. 下腔静脉阻塞　　　C. 上腔静脉阻塞
D. 肿瘤侵犯心包　　　E. 低蛋白血症

8. 女性，55 岁，20 年前患过肺结核，平素健康，近 2 个月来有刺激性咳嗽，痰中偶有血丝，胸片提示左上肺不规则团块影，有毛刺，痰找肿瘤细胞三次阴性。诊断首先考虑为（　　）。
A. 结核球　　　　　　B. 机化性肺炎　　　　C. 肺囊肿
D. 肺癌　　　　　　　E. 肺脓肿

9. 62 岁女性，刺激性干咳 4 个月，痰中带血 2 个月，无发热及脓痰，查体无明显紫绀，见明显杵状指，最可能的诊断是（　　）。
A. 支气管肺癌　　　　B. 支气管扩张　　　　C. 肺结核
D. COPD　　　　　　　E. 隐球菌肺炎

10. 43 岁女性，刺激性咳嗽 1 个月，头痛 8 天，胸片显示肺门有块状阴影，头颅 CT 发现占位病变，考虑肺癌转移，病人原发性肺癌最可能的病理类型是（　　）。
A. 腺癌　　　　　　　B. 鳞癌　　　　　　　C. 小细胞癌
D. 大小包癌　　　　　E. 细支气管肺泡癌

11. 女性 70 岁，左下肺鳞癌，已经完成手术切除，无淋巴结转移，病人及家属关心预后，宣教时以下哪项不是判定预后的主要因素。（　　）
A. 病理类型　　　　　B. 肺功能　　　　　　C. TNM 分期
D. 病人基础情况　　　E. 病人免疫情况

A3 型题

12～14 题题干
女性 56 岁，刺激性咳嗽 1 个月，痰血一周入院，诊断右下肺支气管肺癌，在胸外科行手术治疗。

12. 病人病情及预后评估中最重要的是（　　）。
    A. 肺功能　　　　　　　B. 组织学和分期　　　　C. 肝肾功能
    D. 血常规　　　　　　　E. 免疫功能
13. 经检查为小细胞肺癌，首选治疗方法为（　　）。
    A. 手术　　　　　　　　B. 中药　　　　　　　　C. 化疗
    D. 放疗　　　　　　　　E. 生物学治疗
14. 经上述治疗后，下列随访项目中最重要的是（　　）。
    A. 白细胞　　　　　　　B. 肿瘤指标　　　　　　C. 肝肾功能
    D. 残留病灶和转移情况　E. 免疫功能

15～18题题干

71岁老年女性，刺激性干咳3个月余，偶有痰中带血，伴右侧胸痛，两周来疼痛沿右肩向右上臂及前臂放射，并出现右侧额部不出汗，右眼难以睁开，体检右侧瞳孔缩小，眼球内陷，上睑下垂，右上肺叩诊呈浊音，呼吸音降低，余肺清，心脏无异常发现，胸片提示右肺尖团块影，边缘不清。

15. 该病人首先考虑是（　　）。
    A. 右上肺结核球　　　　B. 右肺上沟瘤　　　　　C. 右上肺转移性肿瘤
    D. 右上肺肺炎　　　　　E. 右上肺机化
16. 病人右臂疼痛的原因是（　　）。
    A. 肿瘤压迫腋动脉　　　B. 肿瘤压迫锁骨下动脉　C. 肿瘤压迫上腔静脉
    D. 肿瘤压迫臂丛神经　　E. 肿瘤压迫尺神经
17. 病人面部征象是由于（　　）。
    A. 肿瘤压迫面神经　　　B. 肿瘤压迫三叉神经　　C. 肿瘤压迫颈交感神经
    D. 肿瘤压迫动眼神经　　E. 肿瘤压迫上腔静脉
18. 如果病人3个月后出现面部水肿，右侧颈部右上臂肿胀，颈静脉及胸壁静脉充盈，这是由于（　　）。
    A. 肿瘤压迫颈交感神经　B. 肿瘤压迫上腔静脉　　C. 肿瘤压迫右锁骨下静脉
    D. 肿瘤压迫右侧颈动脉　E. 肿瘤压迫右头臂静脉

参考答案

一、名词解释

1. 中央型肺癌：发生在段支气管至主支气管的癌肿称为中央型肺癌。
2. 周围型肺癌：发生在段支气管以下的癌肿称为周围型肺癌。
3. Horner综合征：位于肺尖部的肺癌压迫颈部交感神经，引起病侧眼睑下垂、瞳孔缩小、眼球内陷、同侧额部与胸壁无汗或少汗称为Horner综合征。
4. 副癌综合征：肺癌的非转移性肺外表现，包括内分泌、神经肌肉、结缔组织、血液系统和血管的异常改变。

二、填空题

1. 吸烟，小细胞肺癌、非小细胞肺癌。

2. 手术、放疗、化疗。

三、简答题

1. 答：(1) 原发肿瘤引起的症状：咳嗽、咯血、喘鸣、胸闷气短、体重下降、发热等。

(2) 肿瘤局部扩展引起的症状：胸痛、呼吸困难、咽下困难、声音嘶哑、上腔静脉阻塞综合征、Horner 综合征。

(3) 肺外转移引起的症状：骨转移、脑转移、肝转移、淋巴转移。

(4) 其他肺外表现：骨关节病、异位内分泌、类癌综合征。

2. 答：(1) 评估疼痛：评估疼痛的部位、性质、程度，观察有无减轻或加重疼痛的因素。

(2) 避免加重疼痛的方法：预防感染、减轻咳嗽、保持呼吸道通畅等。

(3) 控制疼痛：根据医嘱使用药物止痛。

四、选择题

1	2	3	4	5	6	7	8	9	10	11	12	13	14	15	16	17	18
A	B	C	B	D	A	C	D	A	C	B	B	C	D	B	D	C	B

(华云峰)

第八节 慢性阻塞性肺疾病病人的护理

一、名词解释

1. COPD

2. 长期家庭氧疗（LTOT）

3. 缩唇呼吸

二、填空题

1. COPD 与_____、_____两个疾病密切相关，_____是 COPD 发病最危险的因素。

2. 缩唇呼吸时候，经_____吸气，然后经_____呼气，吸气与呼气时间比是_____或_____。

三、简答题

1. COPD 的主要临床表现是什么？

2. 如何指导 COPD 病人做呼吸功能锻炼？

3. COPD 病人长期家庭氧疗（LTOT）的指征有哪些？

四、选择题（单选题）

A1 型题

1. 有关慢性支气管炎发病的外因，表述错误的是（　　）。
   A. 感染是慢支发生发展的重要因素　　B. 长期吸烟与慢支发生有密切关系
   C. 气候寒冷为慢支发作的重要诱因　　D. 理化因素的慢性刺激为慢支的诱因
   E. 慢支的发病与过敏因素无关

2. 慢性支气管炎急性发作期的主要治疗是（　　）。
   A. 控制呼吸道感染　　　B. 给予止咳药物　　　C. 给予祛痰药物
   D. 解痉平喘治疗　　　　E. 使用糖皮质激素

3. 不属于COPD的体征是（　　）。
   A. 胸廓呈桶状　　　　　　　B. 触觉语颤增强
   C. 肺下界和肝浊音界下移　　D. 叩诊呈过清音，心浊音界不易叩出
   E. 肺泡呼吸音降低，呼气明显延长

4. 下列哪项不是COPD病人常有的症状。（　　）
   A. 慢性咳嗽　　　　　　B. 反复咯血　　　　　C. 呼吸困难
   D. 咳痰　　　　　　　　E. 喘息和胸闷

5. 慢性阻塞性肺疾病最主要的病因是（　　）。
   A. 过敏　　　　　　　　B. 气候　　　　　　　C. 感染
   D. 精神紧张　　　　　　E. 长期吸烟

6. 慢性阻塞性肺疾病的主要特征是（　　）。
   A. 大气道痉挛　　　　　B. 大气道阻塞　　　　C. 小气道阻塞
   D. 肺组织实变　　　　　E. 肺血管阻塞

A2 型题

7. 男性，58岁，咳嗽、咳痰10多年，活动后气急2年多，吸烟30多年，对诊断最有价值的检查是（　　）。
   A. 胸部X片　　　　　　B. 心电图　　　　　　C. 肺功能
   D. 胸部CT　　　　　　 E. 心脏彩超

8. 男性66岁，吸烟40多年，慢性咳嗽咳痰15年，近年来常有胸闷气急，体检：桶状胸，两肺散在湿啰音和哮鸣音。最可能的诊断是（　　）。
   A. 慢性阻塞性肺疾病　　B. 支气管哮喘　　　　C. 肺栓塞
   D. 肺结核　　　　　　　E. 肺纤维化

9. 67岁女性，慢性咳嗽咳痰气喘10多年，近年来每年都会加重，住院治疗后缓解，引起病人症状加重的最常见原因是（　　）。
   A. 高血压　　　　　　　B. 感染　　　　　　　C. 高血脂

D. 房颤　　　　　　　　　E. 高血糖

10. 男性，65 岁，长期吸烟，咳嗽咳痰气喘 30 多年，近年来每到冬季症状明显加重，需要住院治疗，关于病人住院期间治疗说法错误的是（　　）。

　　A. 加强抗感染　　　　B. 控制性氧疗　　　　C. 用可待因等中枢镇咳药
　　D. 加强化痰　　　　　E. 根据病情合理使用糖皮质激素

11. 女性 66 岁，罹患"慢性支气管炎、肺气肿"多年，剧烈咳嗽后突然出现呼吸困难，左胸剧痛，最可能是（　　）。

　　A. 气胸　　　　　　　B. 慢支急性发作　　　C. 急性心肌梗死
　　D. 支气管肺癌　　　　E. 心包积液

12. 男性 60 岁，诊断"慢性阻塞性肺疾病"6 年，为了延缓病情进展，以下哪项说法是错误的。（　　）

　　A. 建议病人戒烟　　　　　B. 平时进行缩唇呼吸和腹式呼吸训练
　　C. 平时使用抗生素预防感染　D. 平时可以使用支气管舒张药
　　E. 根据病情使用止咳化痰药物

A3 型题

13～16 题题干

老年男性 72 岁，患"慢性阻塞性肺疾病 15 年"，曾因症状加重住院数次，目前稍活动即气急胸闷，查体：桶状胸，剑突下心脏搏动，两肺呼吸音低，可闻及散在干湿啰音。

13. 为延缓病情进展，减轻肺动脉高压，改善生命质量，首选以下何种治疗（　　）。

　　A. 应用降低肺动脉压的药物　B. 长期家庭氧疗　　　C. 长期抗感染
　　D. 应用间歇正压通气　　　　E. 应用膈肌起搏器

14. 为改善气急，护士宣教病人需要训练和改变呼吸方式，应选择的是（　　）。

　　A. 腹式呼吸　　　　　B. 缩唇呼吸　　　　　C. 深而慢的呼吸
　　D. 避免使用辅助呼吸肌　E. 以上全是

15. 为动态观察病情，可定期检查（　　）。

　　A. 心电图　　　　　　B. 胸片　　　　　　　C. 血常规
　　D. 肺功能　　　　　　E. 痰培养

16. 确定该病人持续气流受限的检查项是（　　）。

　　A. 肺总量（TLC）　　　B. 功能残气量（FRC）　C. 肺活量（VC）
　　D. 第一秒用力肺活量（FEV1）E. 应用支气管扩张剂后 FEV1/FVC＜70%

17～25 题题干

病人男性 68 岁。因"反复咳嗽咳痰 20 年，胸闷气急 5 年，加重一周"入院。每年冬春季节症状常常加重，多次住院治疗。有吸烟史 40 多年。查体：口唇发绀。颈静脉充盈。肋间隙增宽、桶状胸，两侧呼吸运动减弱；语颤减弱；两肺叩诊为过清音；两肺呼吸音增粗，闻及少许湿啰音。心尖搏动位于剑突下，心率 89 次/min，闻及早搏 3～4 次/min，心浊音界缩小。肝脏右锁骨中线肋缘下 2 指，轻触痛，肝颈静脉回流征阳性。见杵状指。

17. 该病人最主要的诊断是（　　）。
    A. 哮喘　　　　　　　　B. 气胸　　　　　　　　C. 慢性阻塞性肺疾病
    D. 支气管扩张　　　　　E. 肺结核

18. 为进一步明确诊断，首选以下哪项检查。（　　）
    A. 胸片　　　　　　　　B. 痰液检查　　　　　　C. 肺功能
    D. 支气管镜　　　　　　E. 心电图

19. 该病人的肺功能检查，最可能的结果是（　　）。
    A. 限制性通气功能障碍　　B. 激发试验阳性　　　　C. 阻塞性通气功能障碍
    D. 肺功能正常　　　　　　E. 弥散功能正常

20. 该病人的治疗哪项不正确。（　　）
    A. 戒烟　　　　　　　　B. 预防感染　　　　　　C. 长期家庭氧疗
    D. 吸入支气管舒张药　　E. 长期口服泼尼松

21. 该病人突然出现呼吸困难加重，伴有明显发绀，最有可能发生的是（　　）。
    A. 急性左心衰　　　　　B. 呼吸衰竭　　　　　　C. 自发性气胸
    D. 肺性脑病　　　　　　E. 窒息

22. 发生上述情况最为简便的确诊检查是（　　）。
    A. 床边X线　　　　　　B. 心电图　　　　　　　C. 血气分析
    D. 肺部CT　　　　　　 E. 肺功能

23. 该病人"肝脏肿大、肝颈静脉回流征阳性"与下列哪种情况有关。（　　）
    A. 肺组织容量增加膈肌下移　B. 右心衰致瘀血肝　　C. 下腔静脉阻塞
    D. 门脉高压　　　　　　E. 心包缩窄

24. 该病人如果出现呼吸性酸中毒，哪种给氧说法不正确。（　　）
    A. 鼻导管给氧　　　　　B. 1～2L/min氧流量　　C. 持续给氧
    D. Venturi面罩给氧　　E. 保持PaO_2>60mmHg或SaO_2>90%

25. 该病人长期存在"胸闷、气急"主要与下列哪种护理问题有关。（　　）
    A. 清理呼吸道无效　　　B. 气体交换受损　　　　C. 焦虑
    D. 体液过多　　　　　　E. 营养失调：低于机体代谢需要

参考答案

一、名词解释

1. COPD：慢性阻塞性肺疾病，是一种以不完全可逆性气流受限为特征，进行性发展的肺部疾病。

2. 长期家庭氧疗（LTOT）：COPD病人在家持续低浓度低流量吸氧，每天坚持吸氧15h以上，能改善缺氧，改善生活质量。

3. 缩唇呼吸：是通过缩唇形成的微小阻力来延长呼气时间，增加气道压力，延缓气道塌陷的一种呼吸方式。

二、填空题

1. 慢性支气管炎、肺气肿，吸烟。

2. 鼻、口、1∶2、1∶3。

三、简答题

1. 答：(1)症状：慢性咳嗽、咳痰、气短或呼吸困难、喘息和胸闷。合并感染时咳嗽、咳痰加剧，可伴有发热。

(2)体征

① 视诊：口唇发绀（缺氧严重时），杵状指。桶状胸，肋间隙增宽，呼吸运动减弱。心尖搏动位于剑突下。

② 触诊：胸廓活动度减弱，触觉语颤减弱或消失。

③ 叩诊：肺部叩诊呈过清音。心脏相对浊音界缩小。

④ 听诊：呼吸音减弱，合并感染时可闻及干湿啰音。心音遥远。

2. 答：(1)闭嘴经鼻吸气，通过缩唇（吹口哨样）缓慢呼气，同时收缩腹部。吸气与呼气时间之比为1∶2或1∶3。缩唇大小程度与呼气流量以能使距口唇15~20cm处、与口唇等高位水平的蜡烛火焰随气流倾斜而不致熄灭为宜。

(2)腹式呼吸

① 静息呼吸，经鼻吸气，从口呼气，呼吸气应该缓慢和均匀，吸气时可见到上腹部鼓起，呼气时可见到腹部凹陷，而胸廓保持最小活动幅度或不动。

② 逐渐延长呼气时间，使吸气和呼气时间之比达到1∶(2~3)。腹式呼吸锻炼初期，每日2次，每次10~15min，逐渐增加次数和每次时间。

③ 病情允许的情况下，在卧位、坐位或立位以及行走时，随时随地进行锻炼，力求形成一种不自觉的习惯呼吸方式。

3. 答：LTOT指征：① PaO_2≤55mmHg或 SaO_2≤88%，有或没有高碳酸血症。② PaO_2 55~60mmHg，或 SaO_2≤89%，并有肺动脉高压、心力衰竭水肿或红细胞增多症（血细胞比容＞0.55）。一般用鼻导管吸氧，氧流量为1~2L/min，吸氧持续时间＞15h/日。目的是使病人在海平面水平，静息状态下，达到 PaO_2≥60mmHg和（或）SaO_2 升至90%。

四、选择题

1	2	3	4	5	6	7	8	9	10	11	12	13	14	15
E	A	B	B	E	C	C	A	B	C	A	C	B	E	D
16	17	18	19	20	21	22	23	24	25					
E	C	C	C	E	C	A	B	D	B					

（华云峰　陈宽林）

第九节　慢性肺源性心脏病病人的护理

一、名词解释

肺心病

二、填空题

1. 慢性肺源性心脏病急性加重期的治疗要点包括_____、_____、_____。

2. 肺心病失代偿期常见的护理问题包括_____、_____、_____、
_____、_____。

三、简答题

1. 肺心病病人肺动脉压力增高的机制有哪些？
2. 肺心病病人急性加重期的治疗要点包括哪些？

四、选择题（单选题）

A1 型题

1. 引起肺心病最常见的疾病是（　　）。
   A. 肺炎　　　　　　　B. 支扩　　　　　　　C. 慢性阻塞性肺病
   D. 肺结核　　　　　　E. 哮喘
2. 以下哪项跟肺动脉高压形成无关。（　　）
   A. 慢性缺氧　　　　　B. 肺血管收缩痉挛　　C. 继发红细胞增多
   D. 肾血流量增多　　　E. 肺毛细血管网破坏
3. 对于肺心病急性加重期病人，以下哪项治疗最重要。（　　）
   A. 利尿　　　　　　　B. 扩血管　　　　　　C. 强心
   D. 控制肺部感染　　　E. 抗凝

A2 型题

4. 68 岁老年男性，反复咳嗽咳痰 20 多年，近 5 年出现气喘并逐年加重，半年来发现下肢常有水肿，该病人考虑为什么诊断。（　　）
   A. 慢性支气管炎　　　B. 肺气肿　　　　　　C. 肺心病
   D. 右心衰　　　　　　E. 下腔静脉阻塞
5. 65 岁女性，医生考虑其 COPD 并发肺心病，以下哪项不是医生考虑已经并发肺心病的依据。（　　）
   A. 肺动脉瓣区第二心音亢进　　B. 出现下肢水肿　　　C. 颈静脉怒张
   D. 心脏彩超提示右心室扩大肥厚　　E. 咳嗽咳痰已经 5 年
6. 老年男性，诊断 COPD 10 多年，因咳痰喘加重伴下肢水肿住院，医生考虑病人已经并发肺心病，以下哪项检查结果不能作为肺心病诊断依据。（　　）
   A. 胸片右下肺动脉干横径 20mm　　B. 心电图电轴右偏重度顺钟向转位
   C. 肺性 P 波　　　　　　　　　　　D. 心脏彩超提示右心室肥厚扩大
   E. 心脏彩超估测肺动脉压力 20mmHg
7. 80 岁老年男性，诊断 COPD、肺心病，目前有明显的呼吸衰竭和心力衰竭表现，以下哪项处理不恰当。（　　）

A. 密切观察病情变化　　　B. 注意监测生命体征　　　C. 观察血氧变化情况
D. 给予安定帮助睡眠　　　E. 积极改善通气

A3 型题

8~11 题题干

70 岁老年男性，吸烟 40 多年，既往咳嗽、咳痰 30 年，活动后气短 10 年，最近 1 年出现双下肢水肿。肺功能提示阻塞性通气功能障碍，FEV1 占预计值 50%，心脏彩超提示右心室肥大，估测肺动脉压力 68mmHg。

8. 该病人目前诊断不包括（　　）。
   A. 慢性支气管炎　　　B. 慢性阻塞性肺气肿　　　C. 慢性左心衰
   D. 肺心病　　　　　　E. COPD

9. 该病人形成肺动脉压力增高的主要因素是（　　）。
   A. 肺部毛细血管床减少　　　B. 血黏度增加　　　C. 血容量增加
   D. 肺部毛细血管血栓形成　　　E. 缺氧及二氧化碳潴留引起肺小动脉收缩

10. 关于该病人的治疗，以下哪项说法不准确。（　　）
    A. 防治原发病去除诱因　　　B. 通畅气道改善缺氧　　　C. 急性加重期积极控制感染
    D. 首要治疗是强心、利尿、扩血管　　　E. 戒烟

11. 对于该病人右心衰竭的治疗以下说法哪项正确。（　　）
    A. 先积极控制感染，改善通气　　　B. 利尿剂选用小剂量、作用轻的药物
    C. 正性肌力药物选用作用快、排泄快的药物　　　D. 酌情使用血管扩张药
    E. 控制心衰的药物需要长期维持治疗

12~15 题题干

68 岁男性，反复咳嗽、咳痰、气喘 30 余年，既往诊断 COPD 多次急性加重住院治疗，近一年多来反复下肢水肿，气喘较前加重。今日因为症状突然加重入院治疗。

12. 该病人入院查体时，可能出现的体征是（　　）。
    A. 口唇紫绀　　　B. 颈静脉充盈　　　C. 两肺干湿啰音
    D. 心音遥远　　　E. 以上都是

13. 病人目前的病情考虑是 COPD 基础上出现了（　　）。
    A. 肺心病　　　B. 肺性脑病　　　C. 气胸
    D. 急性左心衰　　　E. 以上都不是

14. 为进一步明确以上诊断，下列哪项检查最有价值。（　　）
    A. 胸片　　　B. 心电图　　　C. 超声心动图
    D. 痰培养　　　E. 肺功能

15. 关于该病人的护理措施，以下哪项不正确。（　　）
    A. 休息减少氧耗量　　　B. 做好皮肤护理　　　C. 限制水、钠摄入
    D. 应用吗啡改善心衰症状　　　E. 密切观察血气、电解质情况

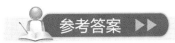

参考答案

一、名词解释

肺心病：由于肺组织、肺血管或胸廓的慢性病变引起的肺组织结构或功能异常，产生肺动脉压力增高，使右心室扩张或肥厚，伴或不伴右心功能衰竭的心脏病。

二、填空题

1. 控制感染、改善通气、控制心力衰竭。
2. 气体交换受损、清理呼吸道无效、体液过多、睡眠形态紊乱、潜在并发症如肺性脑病等。

三、简答题

1. 答：（1）缺氧、高碳酸血症导致血管收缩痉挛。
（2）肺部毛细血管网破坏。
（3）继发红细胞增多，血黏度增加。
（4）水钠潴留、血容量增加。
2. 答：（1）积极控制感染。
（2）通畅气道，改善通气。
（3）控制心力衰竭。
（4）处理原发病，防治并发症。

四、选择题

1	2	3	4	5	6	7	8	9	10	11	12	13	14	15
C	D	D	C	E	E	D	C	E	D	E	E	A	C	D

（华云峰）

第十节 呼吸衰竭病人的护理

一、名词解释

1. 呼吸衰竭
2. 肺性脑病

二、填空题

1. 呼吸衰竭以血气分析作为诊断依据时指海平面大气压、静息、呼吸空气情况下动脉血氧分压小于_____ mmHg，伴或不伴二氧化碳分压大于_____ mmHg。
2. 慢性呼吸衰竭病人氧疗常用的方法有_____、_____、_____、_____。
3. 呼吸衰竭时发生缺氧和二氧化碳潴留的机制包括_____、_____、_____、_____、氧耗量增加。

三、简答题

1. 呼吸衰竭按照血气分类分为哪两类，分类标准是什么？
2. 慢性呼吸衰竭病人氧疗的方法、原则、意义是什么？

四、选择题（单选题）

A1 型题

1. 诊断Ⅰ型呼吸衰竭的血气诊断标准应是（　　）。
   A. 动脉二氧化碳分压高于 50mmHg
   B. 动脉血氧分压低于 60mmHg
   C. 动脉血氧含量低于 25ml
   D. pH 小于 7.35
   E. 氧饱和度小于 90%

2. 以下哪项是诊断呼吸衰竭的必要条件。（　　）
   A. 紫绀
   B. 动脉氧分压低于 60mmHg
   C. 呼吸频率 25 次/min
   D. 动脉二氧化碳分压高于 50mmHg
   E. 胸片提示两肺高密度影

3. 呼吸衰竭病人缺氧后最典型的表现是（　　）。
   A. 心率增快
   B. 发绀
   C. 呼吸困难
   D. 头痛
   E. 意识障碍

4. 对于Ⅱ型呼吸衰竭的病人，最适宜的吸氧浓度为（　　）。
   A. 10%～20%
   B. 10%～50%
   C. 30%～60%
   D. 25%～29%
   E. 50%～60%

5. 慢性呼吸衰竭最常见的病因是（　　）。
   A. 慢性阻塞性肺疾病
   B. 肺炎
   C. 哮喘
   D. 肺结核
   E. 肺栓塞

6. 呼吸衰竭时发生二氧化碳潴留的主要机制是由于（　　）。
   A. 通气/血流比例失调
   B. 动静脉分流
   C. 肺组织通气不足
   D. 肺动脉栓塞
   E. 代谢增强

7. 以下关于Ⅱ型呼吸衰竭，二氧化碳分压显著增高病人吸氧方式的描述，以下哪项是正确的。（　　）
   A. 高流量高浓度吸氧
   B. 低浓度高流量吸氧
   C. 低浓度低流量吸氧
   D. 高浓度低流量吸氧
   E. 以上均可以

A2 型题

8. 男性，68 岁，慢性阻塞性肺疾病并发呼吸衰竭来院，入院时呼吸空气下血气分析提示 pH7.3，$PaCO_2$ 66mmHg，PaO_2 45mmHg，其氧疗原则是（　　）。
   A. 尽快将氧分压提到正常
   B. 间歇高流量给氧
   C. 持续低流量吸氧
   D. 高压氧舱治疗
   E. 持续气道正压给氧

9. 男性 65 岁，反复咳嗽咳痰 20 年，活动后气短 2 年，此次因呼吸困难，紫绀入院。在呼吸空气情况下做动脉血气分析，下面结果与病情相符的是（　　）。
   A. PaO_2 正常，$PaCO_2$ 降低
   B. PaO_2 正常，$PaCO_2$ 升高
   C. PaO_2 升高，$PaCO_2$ 升高

D. PaO_2 升高，$PaCO_2$ 降低　　　E. PaO_2 降低，$PaCO_2$ 升高

10. 老年女性病人，诊断为慢性呼吸衰竭，近日因咳嗽、咳痰、呼吸困难加重，又出现神志不清，发绀，多汗，血气分析提示 PaO_2 50mmHg，$PaCO_2$ 78mmHg，应给予病人（　　）。

　　A. 高浓度（45%～53%）高流量（4～6L/min）间歇给氧

　　B. 高浓度（45%～53%）高流量（4～6L/min）持续给氧

　　C. 低浓度（25%～29%）低流量（1～2L/min）持续给氧

　　D. 一般浓度（29%～45%）一般流量（2～4L/min）间歇给氧

　　E. 面罩给氧

11. 一老年男性病人以肺气肿、Ⅱ型呼衰收入院，入院第一天晚上，因咳嗽、痰多、呼吸困难，并对医院环境不适应而不能入睡，不正确的措施是（　　）。

　　A. 给镇咳镇静药，帮助入睡　　　B. 减少夜间操作，保证病人睡眠

　　C. 减少白天睡眠时间和次数　　　D. 给低流量持续吸氧

　　E. 和病人一同制订白天活动计划

A3 型题

12～13 题题干

70 岁男性，咳嗽咳痰喘息 20 多年，5 年来间断加重伴双下肢水肿，一周来症状加重伴有水肿和嗜睡入院。

12. 以下检查对诊断具有重要价值的是（　　）。

　　A. 心电图　　　　　B. 胸片　　　　　C. 血气分析

　　D. 头颅 CT　　　　E. 痰培养

13. 若血气分析提示有二氧化碳潴留，以下治疗药物哪项通常需要禁忌。（　　）

　　A. 化痰药　　　　　B. 抗生素　　　　C. 呼吸兴奋剂

　　D. 镇静药　　　　　E. 平喘药物

A4 型题

14～18 题题干

65 岁女性，因"反复咳嗽咳痰 20 多年，气喘 3 年加重 3 天"就诊。病人反复咳嗽、咯痰 20 多年，受凉后发作。近 3 年来发作时常伴气喘，并间断下肢水肿。3 天前感冒后咳嗽、咳痰、气急加重，夜间失眠自服安定，今晨神志恍惚，呼之不应，送来急诊。查体：T 38.7℃、P 112 次/min、R 30 次/min、BP 92/60mmHg。意识模糊，查体不配合。发绀明显。半卧位。结膜水肿，瞳孔等大小、对光反射存在。颈静脉未见明显充盈。心率 112 次/min，律不齐。呼吸浅速，频率 30 次/min，两肺散在干湿啰音。血气分析提示 pH7.29，$PaCO_2$ 82mmHg，PaO_2 45mmHg。

14. 该病人缺氧，需要氧疗，以下关于该病人氧疗的说法哪项正确。（　　）

　　A. 间断高流量给氧　　　　　　　B. 立即给予面罩高流量给氧

　　C. 低流量低浓度持续给氧　　　　D. 迅速将氧饱和度提高到 95% 以上

E. 高压氧舱给氧

15. 该病人如果需要机械通气,什么情况下比较合适。(　　)

A. 入院后立即气管插管机械通气

B. 先用呼吸兴奋剂,如果病情无改善可以考虑插管机械通气

C. 氧分压提高到60mmHg以上就不需要机械通气

D. 首选气管切开

E. 加强利尿后病情无改善可以行机械通气

16. 以下哪项治疗不恰当。(　　)

A. 控制感染　　　　　B. 氧疗　　　　　C. 解痉平喘

D. 呼吸兴奋剂　　　　E. 快速利尿强心

17. 经过上述治疗后病人神志完全昏迷,喉部有痰鸣,氧分压升高到60mmHg,二氧化碳分压升高到88mmHg,下一步该如何处理最合适。(　　)

A. 继续目前治疗　　　B. 加强氧疗　　　C. 机械通气

D. 增加呼吸兴奋剂量　E. 应用激素

18. 如果病人接受了机械通气之后病情有改善,对于机械通气病人的护理以下哪项说法不恰当。(　　)

A. 注意监测生命体征变化　　B. 注意病人呼吸与呼吸机是否协调

C. 及时处理呼吸机报警　　　D. 无需常规监测肺部体征

E. 注意气道分泌物及时清除

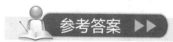

参考答案

一、名词解释

1. 呼吸衰竭:各种原因引起的肺通气和(或)换气功能严重障碍,导致在静息状态下亦不能维持足够的气体交换,导致缺氧伴或不伴二氧化碳潴留,引起一系列病理生理改变和相应的临床表现。

2. 肺性脑病:由于缺氧和二氧化碳潴留导致的神经精神障碍症候群。

二、填空题

1. 60、50。

2. 鼻导管、鼻塞、面罩、气管内和呼吸机给氧。

3. 通气不足、弥散障碍、通气/血流比例失调、肺内动静脉分流。

三、简答题

1. 答:按照血气为分Ⅰ型呼吸衰竭和Ⅱ型呼吸衰竭。

Ⅰ型呼吸衰竭:$PaO_2 < 60mmHg$,无二氧化碳潴留。

Ⅱ型呼吸衰竭:$PaO_2 < 60mmHg$,$PaCO_2 > 50mmHg$。

2. 答:氧疗方法有鼻导管、鼻塞、面罩、气管内和呼吸机给氧。

氧疗原则:Ⅰ型呼吸衰竭可短时间内间歇高浓度或高流量给氧,Ⅱ型呼吸衰竭需要低浓度低流量给氧。

氧疗意义:提高肺泡内氧分压,减轻组织损伤,恢复脏器功能。

四、选择题

1	2	3	4	5	6	7	8	9	10	11	12	13	14	15	16	17	18
B	B	C	D	A	C	C	C	E	C	A	C	D	C	B	E	C	D

（华云峰）

第十一节 胸腔穿刺

一、名词解释

胸腔穿刺术

二、填空题

1. 一般胸腔积液的穿刺点在肩胛下第_____肋间隙或腋中线_____肋间隙。气胸病人穿刺点常取患侧锁骨中线第_____肋间隙或腋前线_____肋间隙。

2. 胸穿抽液首次排液量不宜超过_____ml，以后每次抽液量不应超过_____ml，诊断性抽液一般_____ml 即可。

三、简答题

胸膜反应有哪些表现，出现胸膜反应如何处置？

四、选择题（单选题）

A1 型题

1. 出现结核性胸膜炎时，首次抽取胸液一般不超过（　　）。
   A. 200ml　　　　　　　B. 700ml　　　　　　　C. 800ml
   D. 1000ml　　　　　　E. 1500ml

2. 对于胸腔穿刺排液治疗，说法错误的是（　　）。
   A. 做好术前准备　　　　　　B. 注意无菌操作
   C. 出现胸膜反应时立即停止抽液　　D. 穿刺位置应在肋骨下缘
   E. 抽液后可以胸腔内注射药物

3. 大量胸腔积液病人，呼吸困难严重，最有效的缓解方式是（　　）。
   A. 高浓度吸氧　　　　B. 立即机械通气　　　　C. 胸腔穿刺排液
   D. 大量糖皮质激素　　E. 静滴氨茶碱

4. 闭合性气胸，积气量小于该侧胸腔容积的（　　）时不需要抽气。
   A. 5％　　　　　　　　B. 10％　　　　　　　　C. 15％
   D. 20％　　　　　　　E. 25％

A2 型题

5. 30 岁女性，突发左侧气胸，肺压缩 55%，行胸腔穿刺排气，抽气量应该为（　　）。
　　A. 1000ml 以内　　B. 700ml 以内　　C. 600ml 以内
　　D. 1500ml 以内　　E. 无明显限制

6. 25 岁男性，抬重物后突发左侧胸痛伴气急，查体：无明显紫绀，生命体征稳定，入院查胸片提示左侧气胸，肺压缩 50%，该病人治疗要点中以下哪项不必要。（　　）
　　A. 休息　　B. 吸氧　　C. 胸腔穿刺抽气
　　D. 胸腔闭式引流　　E. 治疗后注意复查胸片

A3 型题

7～9 题题干

30 岁男性，右侧胸痛一周，逐渐胸闷气急三天入院，查体右下肺叩诊实音，右下肺听诊呼吸音消失，胸片提示右下肺胸腔积液。

7. 对于诊断和治疗最有价值的操作是以下哪项。（　　）
　　A. 行胸部 CT　　B. 胸穿抽液并送检　　C. 雾化吸入
　　D. 胸部 X 线检查　　E. 支气管镜检查

8. 给病人行胸腔穿刺，术中病人出现胸闷气急心慌，应考虑的原因是（　　）。
　　A. 胸膜反应　　B. 呼吸衰竭　　C. 心律失常
　　D. 肺水肿　　E. 肺栓塞

9. 病人出现上述症状后，最正确的处置是（　　）。
　　A. 急查心电图　　B. 鼓励病人坚持　　C. 停止抽液
　　D. 可继续抽液　　E. 快速利尿

10～12 题题干

22 岁大一男生，打篮球时突发右侧胸痛，随后胸闷气急，到医院急诊。查体右侧气胸，肺压缩 40%，收住入院，入院后给予吸氧等治疗。

10. 入院第二天病人复查床边胸片，肺复张不明显，该病人可考虑给予以下哪种治疗。（　　）
　　A. 胸腔穿刺治疗　　B. 面罩吸氧　　C. 糖皮质激素
　　D. 两联抗感染　　E. 外科手术

11. 给病人上述治疗前，护士需要做的准备是（　　）。
　　A. 准备呼吸机　　B. 请胸外科会诊　　C. 准备胸腔穿刺包
　　D. 做青霉素皮试　　E. 准备面罩

12. 以上治疗过程中最需要防范的是出现以下哪种情况。（　　）
　　A. 过敏　　B. 氧中毒　　C. 疼痛
　　D. 胸膜反应　　E. 人机对抗

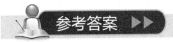

一、名词解释

胸腔穿刺术:是自胸腔内抽取胸腔积液或积气的有创性操作。

二、填空题

1. 7~9、6~7、2、4~5。

2. 600、1000、50~100。

三、简答题

答:胸穿时病人出现头晕、心悸、冷汗、面色苍白、脉细、四肢发凉,提示病人可能出现胸膜反应,应立即停止操作,使病人平卧,吸氧,密切观察血压,必要时遵医嘱给予0.1%肾上腺素0.5ml皮下注射。

四、选择题

1	2	3	4	5	6	7	8	9	10	11	12
B	D	C	D	A	D	B	A	C	A	C	D

(华云峰)

第三章 循环系统疾病病人的护理

第一节 概述、常见症状体征的护理

一、名词解释

1. 夜间阵发性呼吸困难
2. 奇脉
3. 阿-斯综合征

二、填空题

1. 心脏的传导系统包括_____、_____、_____、_____、_____。
2. 心源性呼吸困难常表现为_____、_____、_____。

三、简答题

1. 心源性水肿有哪些特点？
2. 如何对心源性呼吸困难病人进行休息与活动指导？

四、选择题（单选题）

A1 型题

1. 长期卧床的慢性心功能不全病人，其水肿的分布特点是（　　）。
   A. 以踝内侧明显　　　　B. 以胫前部明显　　　　C. 以颜面部明显
   D. 以腰背部、骶尾部明显　E. 以四肢明显
2. 心脏的叩诊音为（　　）。
   A. 清音　　　　　　　　B. 浊音　　　　　　　　C. 过清音
   D. 鼓音　　　　　　　　E. 实音
3. 左心功能不全最早出现的呼吸困难是（　　）。

A. 端坐呼吸 B. 阵发性夜间呼吸困难 C. 急性肺水肿
D. 劳力性呼吸困难 E. 心源性哮喘

4. 下列哪一种脉搏提示心肌损害。（　　）
 A. 水冲脉 B. 交替脉 C. 奇脉
 D. 不整脉 E. 脉搏短绌

5. 颈静脉怒张见于（　　）。
 A. 胸腔积液 B. 高血压 C. 右心功能不全
 D. 主动脉瓣关闭不全 E. 甲状腺功能亢进

6. 脉搏短绌见于（　　）。
 A. 房室传导阻滞 B. 室颤 C. 房颤
 D. 窦性心律不齐 E. 室上性心动过速

7. 心绞痛的疼痛部位大多在下列哪个部位。（　　）
 A. 剑突下 B. 心尖部 C. 心前区
 D. 胸骨体中、上段后方 E. 上腹部

8. 二尖瓣面容表现为（　　）。
 A. 面色灰暗，双颊紫红，口唇轻度紫绀 B. 面容憔悴，色灰暗
 C. 面潮红，兴奋不安，表情痛苦 D. 面晦暗，憔悴，双目无神
 E. 面如满月，皮肤发红，伴痤疮

9. 正常心尖搏动位于（　　）。
 A. 胸骨左缘第 4 肋间锁骨中线内侧 0.5～1.0cm 处
 B. 胸骨左缘第 5 肋间锁骨中线内侧 0.5～1.0cm 处
 C. 胸骨左缘第 6 肋间锁骨中线内侧 0.5～1.0cm 处
 D. 胸骨右缘第 4 肋间锁骨中线内侧 0.5～1.0cm 处
 E. 胸骨左缘第 5 肋间锁骨中线外侧 0.5～1.0cm 处

A2 型题

10. 病人静脉输液引起急性肺水肿，此时病人最典型的症状是（　　）。
 A. 发绀，烦躁不安 B. 心慌，血压下降
 C. 咳嗽，咳粉红色泡沫样痰 D. 呼吸困难，两肺闻及哮鸣音
 E. 听诊心前区可闻及"水泡音"

11. 心源性呼吸困难病人最重要的护理诊断是（　　）。
 A. 低效性呼吸形态 B. 气体交换受损 C. 清理呼吸道无效
 D. 活动无耐力 E. 疼痛

12. 下列哪项不属于心源性呼吸困难的护理措施。（　　）
 A. 加强皮肤护理，防止压疮 B. 夜间睡眠中保持半卧位 C. 测量尿量和体重
 D. 加强心电监护 E. 饮食中限制蛋白质的摄入

13. 不符合心源性水肿的是（　　）。
A. 水肿从眼睑开始　　B. 水肿呈凹陷性　　C. 体循环瘀血导致水肿
D. 水肿部位易溃烂　　E. 摄入钠盐过多可加重水肿

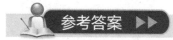

参考答案

一、名词解释

1. 夜间阵发性呼吸困难：左心衰竭病人在夜间睡眠时突然发作的呼吸困难。即病人在夜间已入睡后因突发胸闷、气急而憋醒，被迫坐起，呼吸深快。

2. 奇脉：指吸气时脉搏明显减弱甚至消失，呼气时又出现或恢复原状的现象。

3. 阿-斯综合征：即心源性脑缺血综合征，是指突然发作的严重的、致命性缓慢性或快速性心律失常，使心排出量在短时间内锐减，产生严重脑缺血、神志丧失和晕厥等症状。

二、填空题

1. 窦房结、结间束、房室结、希氏束、左右束支及其分支、浦肯野纤维。
2. 劳力性呼吸困难、夜间阵发性呼吸困难、端坐呼吸。

三、简答题

1. 答：心源性水肿的特点为：水肿逐渐形成；水肿先从身体的下垂部位开始，逐渐发展为全身性水肿；一般首先出现下肢可凹陷性水肿，以踝部最为明显；伴有右心衰竭和静脉压升高的其他症状和体征，如心悸、气喘、颈静脉怒张、肝肿大，甚至胸、腹水等。

2. 答：病人有明显呼吸困难时应卧床休息。劳力性呼吸困难者，应减少活动量，以不引起症状为度；夜间阵发性呼吸困难者，应给予高枕卧位或半卧位；对端坐呼吸者，可使用床上小桌，让病人扶桌休息，必要时两腿下垂。

四、选择题

1	2	3	4	5	6	7	8	9	10	11	12	13
D	E	D	B	C	C	D	A	B	C	B	E	A

（马蕊）

第二节　高血压病病人的护理

一、名词解释

1. 高血压急症
2. 原发性高血压

二、填空题

1. 根据血压水平，收缩压_____和（或）舒张压_____可诊断为高血压。
2. 常用降压药物有6类，分别是：_____、_____、_____、_____、_____、_____。

和α受体阻滞剂。

3. 高血压病的靶器官损伤包括：_____、_____、_____、_____和高血压脑血管病。

三、简答题

1. 高血压病的非药物治疗措施有哪些？
2. 王某，男，60岁。1年前测血压170/110mmHg，偶尔服用降压药物，平时监测血压在（160～140）/（110～90）mmHg之间。吸烟史40年，20支/天，少量饮酒。问题：（1）按照高血压分级和危险分层，该病人属于高血压哪一级和哪一层？（2）如何对该病人进行健康教育。
3. 引起高血压病的危险因素有哪些？

四、选择题（单选题）

A1型题

1. 原发性高血压最常见的死亡原因是（　　）。
   A. 尿毒症　　　　　　B. 心律失常　　　　　C. 心力衰竭
   D. 高血压危象　　　　E. 脑血管意外
2. 原发性高血压分期标准应依据（　　）。
   A. 血脂水平　　　　　B. 病程长短　　　　　C. 症状轻重
   D. 降压效果　　　　　E. 靶器官受损情况
3. 干咳是哪类降压药物的突出副作用。（　　）
   A. 血管紧张素转换酶抑制剂　B. 钙通道阻滞剂　　　C. β受体阻滞剂
   D. 利尿剂　　　　　　E. α_1受体阻滞剂
4. 原发性高血压合并支气管哮喘病人降压治疗时，不宜选用的是（　　）。
   A. 哌唑嗪　　　　　　B. 呋塞米　　　　　　C. 硝苯地平
   D. 普萘洛尔　　　　　E. 卡托普利
5. 引起我国继发性高血压最常见的原因是（　　）。
   A. 嗜铬细胞瘤　　　　B. 肾小球肾炎　　　　C. 原发性醛固酮增多症
   D. 避孕药物　　　　　E. 库欣综合征
6. 下列哪组血压值不应该出现在水银柱血压表测量结果中。（　　）
   A. 120/70mmHg　　　B. 134/70mmHg　　　C. 115/70mmHg
   D. 100/58mmHg　　　E. 160/70mmHg

A2型题

7. 病人男性50岁，既往有高血压病史10年，护士对其进行饮食指导，其中错误的是（　　）。

A. 低盐、低脂　　　　　　B. 低胆固醇　　　　　　C. 清淡、宜少量多餐
D. 富含维生素和蛋白质　　E. 高热量、高纤维素饮食

8. 59岁男性病人,新发高血压。有"痛风病史"三年。请问,对于该患者下列哪种降压药物不宜使用。(　　)

A. 贝那普利　　　　　　B. 氨氯地平　　　　　　C. 氢氯噻嗪
D. 倍他洛克　　　　　　E. 螺内酯

9. 护理高血压病人时,下列哪项措施不妥。(　　)

A. 协助用药尽快将血压降至较低水平　　B. 改变体位时动作应缓慢
C. 沐浴时水温不宜过高　　　　　　　　D. 头晕、恶心时协助其平卧并抬高下肢
E. 保持排便通畅

10. 接受降压药物治疗的高血压病人,起床时晕倒,片刻后清醒,首先考虑(　　)。

A. 直立性低血压　　　　B. 心源性休克　　　　　C. 高血压危象
D. 高血压脑病　　　　　E. 急性左心衰

11. 病人男性,50岁。患高血压3年,血压控制不佳就诊。护士给其进行健康教育时,讲解原发性高血压最严重的并发症是(　　)。

A. 脑出血　　　　　　　B. 充血性心力衰竭　　　C. 肾衰竭
D. 冠心病　　　　　　　E. 糖尿病

12. 曾先生,52岁,高血压病15年,发现糖尿病3年。请问该病人的血压控制目标为(　　)。

A. <130/80mmHg　　　　B. <150/90mmHg　　　　C. <120/75mmHg
D. <160/90mmHg　　　　E. <140/90mmHg

A3 型题

13~16题题干

李某,男性,35岁。近年来,血压升高明显。今日与人争吵后出现心悸、头晕、视物模糊。查体:BP 200/120mmHg,心率180次/min,心浊音界向左下扩大。

13. 该病人可能是(　　)。

A. 高血压病1级　　　　B. 高血压病2级　　　　C. 高血压病3级
D. 高血压危象　　　　　E. 高血压脑病

14. 此时首选的降压药物是(　　)。

A. 呋塞米　　　　　　　B. 硝苯地平　　　　　　C. 硝普钠
D. 卡托普利　　　　　　E. 缬沙坦

15. 选择上述药物治疗时,不正确的做法是(　　)。

A. 以葡萄糖水配置　　　B. 可连续使用24h以上　　C. 现配现用
D. 起始剂量10μg/min　　E. 每5~10min监测一次血压

16. 下列哪项护理措施不正确。(　　)

A. 绝对卧床休息　　　　　B. 立即用药将血压降至 140/90mmHg 以下

C. 密切监测血压变化情况　　D. 迅速建立静脉通路

E. 安定病人情绪

17～20 题题干

60 岁的王先生，高血压病史 10 年，吸烟史 20 年，肥胖，目前血压 160/95mmHg。

17. 该病人的诊断为（　　）。

A. 高血压病 1 级　　　B. 高血压病 2 级　　　C. 高血压病 3 级

D. 高血压急症　　　　E. 高血压危象

18. 入院后接受降压药物治疗后，病人出现心跳加快、面部潮红。作为护士，应考虑为下列哪种药物的副作用。（　　）

A. 氢氯噻嗪　　　　　B. 苯磺酸氨氯地平　　　C. 贝那普利

D. 替米沙坦　　　　　E. 美托洛尔

19. 经过治疗后，该病人的血压应降至（　　）以下才算达标。

A. 120/80mmHg　　　B. 130/90mmHg　　　C. 140/90mmHg

D. 150/90mmHg　　　E. 140/80mmHg

20. 下列健康教育内容错误的是（　　）。

A. 保持情绪稳定　　　B. 适量运动　　　C. 高热量、高糖饮食

D. 戒烟　　　　　　　E. 控制高血压

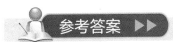

一、名词解释

1. 高血压急症：原发性或继发性高血压病人，在某些诱因作用下，血压突然和显著升高（一般超过 180/120mmHg），同时伴有进行性心、脑、肾等重要靶器官功能急性损害的一种严重危及生命的临床综合征。

2. 原发性高血压：以体循环动脉血压升高为主要临床表现的综合征，通常以肱动脉血压≥140/90mmHg 为诊断标准。

二、填空题

1. ≥140mmHg、≥90mmHg。

2. 利尿剂、β 受体阻滞剂、钙通道阻滞剂、血管紧张素转换酶抑制剂、血管紧张素Ⅱ受体拮抗剂。

3. 心血管病（冠心病、心肌肥厚、心衰）、眼底血管病变（眼底动脉硬化、出血）、肾血管病变（肾动脉硬化、肾小动脉硬化）、大动脉血管病变（动脉硬化、粥样斑块形成）。

三、简答题

1. 答：控制体重；减少食物中钠盐的摄入量，适当增加钾盐摄入；减少食物中饱和脂肪酸和脂肪摄入；戒烟、限酒；适当运动；减少精神压力、保持情绪稳定。

2. 答：（1）高血压病 3 级（很高危）。

（2）疾病知识指导

① 告知病情：让病人了解自己病情，告知高血压的风险，了解治疗方案。

② 饮食指导：限制钠盐摄入（每天钠盐摄入量小于 6g）；合理膳食、均衡饮食，减少脂肪摄入，补充

适量蛋白质；戒烟限酒。

③ 运动指导：根据病人年龄和心肺功能选择适宜的运动方式，合理安排运动量。

④ 用药指导：强调长期药物治疗的重要性，应坚持长期治疗；告知降压药物的名称、用法及副作用；遵医嘱用药，不能擅自减量或停药。

⑤ 病情监测：教会病人监测血压的方法，指导病人定期随诊。

3. 答：引起高血压病的危险因素如下。

类别	常见危险因素
可控	饮食：高盐、高脂、低蛋白、低钾、低钙
	肥胖（尤其是苹果型肥胖）
	高血糖（糖耐量异常）
	血脂异常（尤其是低密度脂蛋白胆固醇）
	静息生活方式
不可控	遗传（家族史）
	年龄（男性＞55岁、女性＞65岁）
	性别

四、选择题

1	2	3	4	5	6	7	8	9	10	11	12	13	14	15	16	17	18	19	20
E	E	A	D	B	C	E	C	A	A	A	D	E	C	B	B	B	B	C	C

（马蕊　陈宽林）

第三节　冠心病病人的护理

一、名词解释

1. 冠状动脉粥样硬化性心脏病
2. 急性冠脉综合征

二、填空题

1. 冠心病主要的危险因素有＿＿＿、＿＿＿、＿＿＿、＿＿＿、＿＿＿。
2. 急性ST段抬高性心肌梗死的心电图特点是＿＿＿、＿＿＿、＿＿＿。

三、简答题

1. 稳定型心绞痛的胸痛有哪些特点？
2. 简述急性心肌梗死的治疗原则。
3. 硝酸甘油的用药护理事项有哪些？

四、选择题（单选题）

A1 型题

1. 心绞痛的疼痛性质是（ ）。
   A. 针扎样刺痛
   B. 闪电样抽搐，突起突止
   C. 压榨样闷痛，伴窒息感
   D. 刀割样绞痛
   E. 尖锐性灼痛，咳嗽时加剧

2. 多数心绞痛的持续时间为（ ）。
   A. 1～2min
   B. 3～5min
   C. 15min 左右
   D. 0.5～1h
   E. 2～3h

3. 急性心肌梗死最常见发生在（ ）。
   A. 安静或睡眠时
   B. 重体力活动时
   C. 大量脂肪餐后
   D. 精神紧张时
   E. 用力排便时

4. 急性心肌梗死 24h 内的主要死亡原因为（ ）。
   A. 心脏破裂
   B. 心律失常
   C. 心力衰竭
   D. 心源性休克
   E. 室壁瘤

5. 心绞痛的疼痛部位大多发生在下列哪个部位。（ ）
   A. 剑突下
   B. 心尖部
   C. 心前区
   D. 胸骨体中、上段后方
   E. 上腹部

6. 急性心肌梗死最早、最突出的症状是（ ）。
   A. 胸前区疼痛
   B. 心源性休克
   C. 室性心律失常
   D. 急性左心衰竭
   E. 胃肠道症状

A2 型题

7. 女性，60 岁，诊断为稳定型心绞痛。心绞痛发作时首要的处理措施是（ ）。
   A. 立即描记心电图
   B. 观察疼痛性质
   C. 给予吸氧
   D. 让病人安静坐下或半卧
   E. 建立静脉通路

8. 急性心肌梗死病人应避免用力排便，其目的主要是防止（ ）。
   A. 用力过度引起虚脱
   B. 腹压加剧导致呕吐
   C. 血压陡升致脑出血
   D. 诱发心律失常导致猝死
   E. 血流加速引起脑栓塞

9. 李某，男性，50 岁。因突发胸痛 2h 入院。下列对于诊断急性心肌梗死特异性最高的血清酶是（ ）。
   A. 天冬氨酸氨基转移酶（AST）
   B. 肌酸磷酸激酶同工酶 MB（CPK-MB）
   C. 乳酸脱氢酶同工酶（LDH1）
   D. 肌酸激酶（CK）
   E. 肌钙蛋白（cTn-T）

10. 张某，诊断为冠心病，服用硝酸甘油治疗，下列哪项护理措施正确的是（ ）。
    A. 药物用温开水送服
    B. 药物置于口中，立即咽下

C. 舌下含化，药物被唾液溶解，减少吸收　　D. 服药时宜平卧，以防低血压

E. 观察头晕、血压升高等表现

A3 型题

11～14 题题干

刘先生，62 岁，饱餐后不久突然感到胸骨后持续性压榨样闷痛 2h，向颈部放射，伴大汗、心悸、恐惧。血压 80/50mmHg，面色苍白，烦躁不安。诊断为急性心肌梗死。

11. 心电监护时发现室性期前收缩每分钟 10 次，呈二联律。此时应立即采取的护理措施是（　　）。

A. 准备除颤器　　　　　　B. 备齐急救药品　　　　　C. 通知医生

D. 安慰病人　　　　　　　E. 减慢输液速度

12. 发病第 3 日，经急诊 PCI 治疗，病人胸痛缓解，病情平稳，无心衰等并发症。此时，在饮食上应注意（　　）。

A. 少量多餐　　　　　　　B. 按病人要求配餐　　　　C. 每日 2 次少量流质饮食

D. 多吃鸡蛋　　　　　　　E. 禁食

13. 病人绝对卧床 3 日未解大便，可选择促进排便的护理措施是（　　）。

A. 加强主动活动促进肠蠕动　　B. 作腹部加压按摩促进排粪　　C. 口服硫酸镁导泻

D. 开塞露肛内注入　　　　E. 温盐水灌肠

14. 护士对其进行健康教育不恰当的是（　　）。

A. 合理饮食　　　　　　　　　　　　　　B. 定期复查

C. 随身携带保健盒（内有硝酸甘油等药）　D. 自觉戒烟

E. 于心梗后第一周可进行跑步锻炼

15～20 题题干

刘女士，60 岁，因"胸骨后压榨样疼痛，伴呕吐、冷汗及濒死感 2h"入院。查体：P 112 次/min，BP 90/60mmHg；神志清；心率 112 次/min，律齐；交替脉。

15. 为明确诊断，首选的检查是（　　）。

A. 冠状动脉造影　　　　　B. 胸部 CT　　　　　　　C. 心电图

D. 胸片　　　　　　　　　E. B 超

16. 心电图提示"急性广泛前壁心肌梗死"。病理性 Q 波对应的导联是（　　）。

A. V1～V3　　　　　　　　B. V1～V5　　　　　　　C. V3～V5

D. Ⅱ、Ⅲ、aVF　　　　　　E. RV4～RV6

17. 针对该病人最具诊断价值的实验室检查是（　　）。

A. 肌红蛋白（Mb）　　　　B. 血常规　　　　　　　C. 乳酸脱氢酶（LDH）

D. 肌钙蛋白（Tn）　　　　E. 肌酸磷酸激酶（CK-MB）

18. 刘女士目前存在的最主要的护理问题是（　　）。

A. 活动无耐力　　　　　　B. 心排血量减少　　　　C. 体液过多

D. 潜在心律失常　　　　　　E. 潜在感染

19. 在监护过程中发现刘女士烦躁不安、皮肤湿冷、脉搏细速、尿量减少，应警惕发生（　　）。
    A. 严重心律失常　　　　B. 急性左心衰　　　　C. 心源性休克
    D. 并发感染　　　　　　E. 紧张恐惧

20. 经急诊PCI治疗后，病人胸痛缓解。入院第二周病人再次出现胸痛，下列哪项不是护士应该重点观察的内容。（　　）
    A. 疼痛的部位　　　　　B. 疼痛的性质和程度　　C. 有无呕吐
    D. 疼痛的持续时间　　　E. 疼痛的诱因

A4 型题

21～30题题干

72岁男性，有"冠心病史"15年，平素服用"参松养心胶囊"治疗，偶发心前区不适。今晨突发心前区疼痛伴跌倒，急诊送医。查体：T 38.6℃、BP 158/82mmHg。神志不清、意识模糊。瞳孔等大小，对光反射存在。口角左侧歪斜。甲状腺不肿大。心率62次/min、律齐。两肺底闻及湿啰音，左侧可闻及胸膜摩擦音。腹软无殊。四肢肌力检查不配合，左下肢张力增高。生理反射存在，病理反射未引出。急查：WBC $10.8×10^9$/L，N 0.78。ECG：见下。头颅CT：双基底节区大面积边界清楚的低密度影。心肌酶谱结果待报。

附心电图：

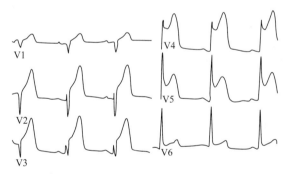

21. 符合上述心电图的诊断是（　　）。
    A. 广泛前壁心肌梗死　　B. 局限前壁心肌梗死　　C. 下壁心肌梗死
    D. 高侧壁心肌梗死　　　E. 前间隔心肌梗死

22. 没有禁忌证的情况下应立即给予下列何种药物口服。（　　）
    A. 吗啡　　　　　　　　B. 呋塞米　　　　　　　C. 阿司匹林
    D. 他汀类　　　　　　　E. 华法林

23. 针对该病人的治疗措施，不正确的是（　　）。
    A. 无禁忌时给予阿司匹林　B. 有条件时进行溶栓治疗　C. 4h内禁食
    D. 12h内绝对卧床　　　　E. 积极使用抗生素

24. 该病人突然出现口角歪斜、基底节区低密度影与下列哪种因素有关。（　　）

A. 脑血栓形成　　　　　　　B. 附壁栓子脱落　　　　　　C. 动脉粥样硬化斑块脱落
D. 脑出血　　　　　　　　　E. 短暂性脑缺血发作

25. 有关该病人的溶栓治疗，说法不正确的是（　　）。
A. 应在发病12h内进行　　　　　　B. 溶栓后常规肝素抗凝治疗
C. 溶栓后应密切关注有无出血现象　D. 疼痛明显缓解可确定溶栓有效
E. 有效溶栓后抬高的S-T段应下降50%以上

26. 24h内该病人不应使用下列何种药物。（　　）
A. 利尿剂　　　　　　　　　B. CCB类药物　　　　　　　C. 倍他洛克
D. 地高辛　　　　　　　　　E. ACE-I类

27. 目前该病人的血压降压目标为（　　）。
A. <140/90mmHg　　　　　B. <150/90mmHg　　　　　C. <120/75mmHg
D. <160/90mmHg　　　　　E. <130/80mmHg

28. 该病人出现发热，白细胞计数及中性粒细胞分类升高。下列不正确的说法是（　　）。
A. 尽量避免药物降温　　　　B. 必要时采用物理降温　　　C. 应用大剂量抗生素
D. 与坏死组织吸收有关　　　E. 适当增加饮水

29. 心电监护过程中一旦发生除下列哪项外的心律失常均应及时通知医生。（　　）
A. 频发室早　　　　　　　　B. 多源性室早　　　　　　　C. Ⅱ度Ⅱ型A-VB
D. R-on-T型室早　　　　　　E. 房性早搏

30. 该病人如行冠状动脉造影，术后护理不正确的是（　　）。
A. 穿刺部位压迫止血至少30min　　　B. 尽早进行床上肢体活动
C. 采用1kg沙袋加压包扎穿刺部位　　D. 穿刺肢体制动至少24h
E. 鼓励饮水，保证术后4～6h内尿量达到1000ml以上

参考答案

一、名词解释

1. 冠状动脉粥样硬化性心脏病：冠状动脉粥样硬化性心脏病是冠状动脉血管发生动脉粥样硬化病变而引起血管腔狭窄或阻塞，造成心肌缺血、缺氧或坏死而导致的心脏病，常常被称为"冠心病"。

2. 急性冠脉综合征：急性冠状动脉综合征（ACS）是以冠状动脉粥样硬化斑块破裂或侵袭，继发完全或不完全闭塞性血栓形成为病理基础的一组临床综合征，包括急性ST段抬高性心肌梗死、急性非ST段抬高性心肌梗死和不稳定型心绞痛（UA）。

二、填空题

1. 性别和年龄、血脂异常、高血压、吸烟、糖尿病和糖耐量异常。
2. ST段弓背向上抬高、病理性Q波、T波倒置。

三、简答题

1. 答：部位：胸骨中上段之后，或心前区，界限不明；性质：压迫样、憋闷感或紧缩感；诱因：体力活动、情绪激动、饱餐、寒冷等刺激可诱发；持续时间：持续3～5min；缓解方式：休息或含服硝酸甘油

可迅速缓解。

2. 答：治疗原则：尽早使心肌血液再灌注，挽救濒死心肌，防止梗死面积扩大，保护和维持心脏功能，及时处理各种并发症，防止猝死，预防复发。

3. 答：(1) 随身携带或与病人同住的人必须知道药物放在何处，用毕放归原处便于取药。

(2) 出现发作初兆时舌下含化，同时嘱病人躺下，避免体位性低血压。

(3) 保证硝酸甘油是"新鲜的"，一旦打开使用，必须每6个月更换一次。

(4) 每5min重复等量的药物，直到疼痛缓解，如果重复3次依然没有缓解，应及时医院就诊。

(5) 在进行有可能发生心绞痛的活动前舌下含一片硝酸甘油。

(6) 告诉病人使用硝酸甘油可能的副作用与禁忌：体位性低血压、青光眼加重。

四、选择题

1	2	3	4	5	6	7	8	9	10	11	12	13	14	15
C	B	A	B	D	A	D	D	E	D	C	A	D	E	C
16	17	18	19	20	21	22	23	24	25	26	27	28	29	30
B	B	D	C	C	A	C	E	B	D	D	A	C	E	B

（马蕊　陈宽林）

第四节　心肌疾病病人的护理

一、名词解释

1. 扩张型心肌病
2. 病毒性心肌炎

二、填空题

根据心脏结构和功能表现，原发性心肌病可分为五型：_____、_____、_____、_____和_____。

三、简答题

如何对急性心肌炎病人进行健康教育？

四、选择题（单选题）

A1 型题

1. 以下不属于原发性心肌病的是（　　）。
   A. 扩张性心肌病　　　B. 肥厚性心肌病　　　C. 限制性心肌病
   D. 酒精性心肌病　　　E. 致心律失常型右室心肌病

2. 目前彻底治疗扩张型心肌病的方法是（　　）。
   A. 控制心衰　　　　　　　B. 控制心律失常　　　　C. 控制诱因
   D. 心脏移植　　　　　　　E. 长期服用β受体阻滞剂
3. 诊断肥厚型心肌病，首选的检查是（　　）。
   A. X射线检查　　　　　　B. 心电图　　　　　　　C. 冠状动脉造影
   D. 超声心动图　　　　　　E. 肌钙蛋白测定
4. 下列哪一项不是梗阻性肥厚型心肌病的表现。（　　）
   A. 胸痛　　　　　　　　　B. 血压升高　　　　　　C. 头晕、晕厥
   D. 胸骨左缘第3、第4肋间可闻及收缩期杂音　　E. 严重者可发生猝死
5. 引起病毒性心肌炎的病原体哪一种最常见。（　　）
   A. 流感病毒　　　　　　　B. 腮腺炎病毒　　　　　C. 柯萨奇病毒
   D. 埃可病毒　　　　　　　E. 腺病毒

A2 型题

6. 某病毒性心肌炎病人每两个窦性搏动后出现一个室性早搏，此时需及早（　　）。
   A. 病因治疗　　　　　　　　　　　B. 耐心解释病情
   C. 心电监护、抗心律失常治疗　　　D. 卧床休息、吸氧
   E. 减少体力活动
7. 病人女性，30岁，诊断为急性病毒性心肌炎。此时最主要的护理措施是（　　）。
   A. 保证病人绝对卧床休息　　B. 保证蛋白质的供给　　C. 给予易消化的饮食
   D. 给予多种维生素　　　　　E. 严格记录每日出入液量
8. 张某，男性，40岁。因晕厥入院，诊断为"肥厚型心肌病"。护士对其进行健康教育，下列哪项不正确的是（　　）。
   A. 避免剧烈运动　　　　　　B. 保持情绪稳定　　　　C. 可以独自外出活动
   D. 高蛋白、高维生素饮食　　E. 长期服用β受体阻滞剂、钙通道阻滞剂等药物

A3 型题

9、10题题干
　　王女士，47岁，患扩张型心肌病6年余。近日上呼吸道感染后出现乏力，稍事活动即心慌、憋气，伴食欲不振、双下肢轻度水肿。查体：BP 120/70mmHg P 120次/min，双肺底湿啰音，心率128次/min，第一心音强弱不等，双下肢轻度凹陷性水肿。

9. 护士应如何指导病人休息。（　　）
   A. 活动不受限制　　　　　　　　　B. 从事轻体力活动
   C. 增加睡眠时间，可做轻度活动　　D. 卧床休息，限制活动量
   E. 严格卧床休息

10. 下列哪项护理措施不合适。（　　）
A. 3～4L/min 鼻导管吸氧　　B. 高蛋白、低盐清淡饮食　　C. 监测尿量和体重
D. 遵医嘱快速补液　　　　　E. 指导病人采取半卧位

11～13题题干

女，17岁。1周前发热，伴恶心、呕吐、腹泻。给予抗生素治疗后好转。近3天来病人自觉胸闷、憋气、乏力。查体：T 36℃，P 100次/min，BP 120/60mmHg。心率100次/min，律齐，各瓣膜区未闻杂音。双肺呼吸音清，未闻及干湿性啰音。心电图提示：Ⅰ度房室传导阻滞、普遍导联T波倒置。

11. 导致该病人上述症状可能的原因是（　　）。
A. 非ST段抬高型心肌梗死　　B. 扩张型心肌病　　　　　C. 病毒性心肌炎
D. 自主神经功能紊乱　　　　E. 缩窄性心包炎

12. 有助于该病诊断的检查结果是（　　）。
A. CK、AST、LDH增高，C反应蛋白增加，血清病毒中和抗体，补体结合反应阳性
B. 类风湿因子抗体滴度增高　　　　C. 抗核抗体荧光试验阳性
D. 抗链"O"测定阳性　　　　　　　E. 白细胞增多，血沉减慢

13. 对于该病人，护理重点在于（　　）。
A. 加强锻炼，增强机体抵抗力　　B. 接种流感疫苗，预防感冒
C. 充分休息，保证丰富的营养　　D. 绝对卧床3个月，低盐饮食
E. 小量应用糖皮质激素，并注意不良反应

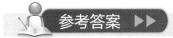

参考答案

一、名词解释

1. 扩张型心肌病：扩张型心肌病（DCM）是一种原因未明的原发性心肌疾病。本病的特征为左或右心室或双侧心室扩大，并伴有心室收缩功能减退，伴或不伴充血性心力衰竭。

2. 病毒性心肌炎：指病毒感染引起的心肌局限性或弥漫性的急性或慢性炎症病变。

二、填空题

扩张型心肌病、肥厚型心肌病、限制型心肌病、致心律失常型右室心肌病、未定型心肌病。

三、简答题

答：急性心肌炎病人急性期，应进食高蛋白、高维生素、清淡饮食；病情稳定无并发症的病人卧床休息1个月，重症病人卧床休息3个月以上，直至症状消失、血液学指标等恢复正常后方可逐步增加活动量，6个月至1年内避免剧烈运动及重体力劳动；注意保暖，预防病毒感染。

四、选择题

1	2	3	4	5	6	7	8	9	10	11	12	13
D	D	D	B	C	A	A	C	D	D	C	A	C

（马蕊）

第五节 心脏瓣膜疾病病人的护理

一、名词解释

1. 心脏瓣膜病
2. 水冲脉
3. 联合瓣膜疾病
4. 主动脉瓣狭窄三联征

二、填空题

1. 二尖瓣狭窄早期常见的并发症是_____，晚期常见的并发症是_____，重度二尖瓣狭窄严重的并发症是_____。
2. 主动脉瓣关闭不全引起的脉压差增大导致的周围血管征包括_____、_____、_____、_____等。

三、简答题

1. 二尖瓣狭窄的并发症有哪些？
2. 如何指导风湿性心脏瓣膜病病人预防栓塞？

四、选择题（单选题）

A1 型题

1. 临床上最可靠用于确诊二尖瓣狭窄的辅助检查是（   ）。
   A. 心电图　　　　　　　B. 超声心动图　　　　　C. 心脏 MRI
   D. 冠状动脉造影　　　　E. PET
2. 下列哪种风心病易发生心绞痛、晕厥。（   ）
   A. 二尖瓣狭窄　　　　　B. 二尖瓣关闭不全　　　C. 主动脉瓣狭窄
   D. 肺动脉瓣狭窄　　　　E. 三尖瓣关闭不全
3. 二尖瓣狭窄病人的特殊面容是（   ）。
   A. 面颊部蝶形红斑　　　　　　　B. 面颊部紫红，口唇轻度发绀
   C. 面颊黄褐斑　　　　　　　　　D. 午后两颊潮红，面部毛细血管扩张
   E. 面如满月，皮肤发红，伴痤疮
4. 二尖瓣狭窄最严重和紧急的并发症是（   ）。
   A. 充血性心力衰竭　　　B. 心律失常　　　　　　C. 全身水肿
   D. 急性肺水肿　　　　　E. 心内膜炎
5. 提示主动脉瓣关闭不全的脉搏是（   ）。

A. 奇脉 B. 交替脉 C. 水冲脉
D. 不整脉 E. 脉搏短绌

6. 心界叩诊呈梨形见于（　　）。
A. 二尖瓣关闭不全 B. 二尖瓣狭窄 C. 主动脉瓣关闭不全
D. 主动脉瓣狭窄 E. 肺动脉狭窄

7. 二尖瓣狭窄最具特征的是（　　）。
A. 心尖区第一心音拍击样亢进 B. 肺动脉瓣第二心音亢进
C. 心尖部舒张期隆隆样杂音 D. 二尖瓣面容
E. 梨形心

A2 型题

8. 病人女性，50岁，有风湿性心脏病二尖瓣狭窄，与此病发病有密切关系的细菌是（　　）。
A. 乙型溶血性链球菌 B. 金黄色葡萄球菌 C. 表皮葡萄球菌
D. 革兰阴性杆菌 E. 大肠杆菌

9. 某风湿性心脏病病人出院，护士告诉他能预防风湿性心脏病加重的根本措施是（　　）。
A. 锻炼身体，增强体质 B. 积极预防链球菌感染 C. 发生心力衰竭后及时治疗
D. 每日口服阿司匹林 E. 长期口服地高辛维持量

10. 李某，女性，40岁，风湿性心脏病、二尖瓣狭窄病史十余年，房颤病史5年。无明显诱因突然出现偏瘫，应考虑（　　）。
A. 脑血栓形成 B. 脑栓塞 C. 脑血管痉挛
D. 脑出血 E. 蛛网膜下腔出血

11. 女性40岁，风心病心悸气促已数年，近来心悸气促加重并伴双下肢浮肿，是风心病合并（　　）。
A. 风湿活动 B. 肺部感染 C. 上呼吸道感染
D. 周围循环衰竭 E. 充血性心力衰竭

A3 型题

12、13题题干
李女士，46岁，慢性风湿性心脏病二尖瓣狭窄病史20年。近日轻度活动即感心悸、气促。

12. 评估病人的心功能属于（　　）。
A. Ⅰ级 B. Ⅱ级 C. Ⅲ级
D. Ⅳ级 E. 不能确定

13. 此病人并发心律失常，最常见的类型为（　　）。
A. 室性早搏 B. 房性早搏 C. 阵发性心动过速
D. 心房颤动 E. 房室传导阻滞

14～16题题干

女，31岁，心慌、气短3年，加重1周，查体：P 85次/min，心界向两侧扩大，心率126次/min，心律绝对不齐，心音强弱不等，心尖部可闻及5/6级收缩期吹风样杂音，并向左腋下传导。

14. 可能的诊断为（　　）。

A. 二尖瓣狭窄　　　　　B. 二尖瓣关闭不全　　　　C. 主动脉瓣狭窄

D. 主动脉瓣关闭不全　　E. 室间隔缺损

15. 护士嘱病人腿部应适当活动，其目的是（　　）。

A. 减轻心脏负荷　　　　B. 预防风湿复发　　　　　C. 防止腹壁血栓形成

D. 防止动脉栓塞　　　　E. 防止下肢静脉血栓形成

16. 病人出院指导中最重要的是（　　）。

A. 避免过度劳累　　　　B. 避免饮食过咸　　　　　C. 预防呼吸道感染

D. 保持心情愉快　　　　E. 定期门诊复查

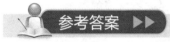

参考答案

一、名词解释

1. 心脏瓣膜病：由于炎症、黏液变性、退行性改变、先天性畸形、缺血性坏死、感染和创伤等原因引起的单个或多个瓣膜的结构或功能异常，导致瓣膜口狭窄和（或）关闭不全，影响血流的正常流动，从而造成心脏功能异常，最终导致心力衰竭的瓣膜病变。

2. 水冲脉：脉搏骤起骤落，犹如潮水涨落，故名水冲脉，是周围血管征的一种表现。

3. 联合瓣膜疾病：同时累及两个或两个以上的瓣膜疾病。以二尖瓣狭窄联合主动脉瓣关闭不全最为常见。

4. 主动脉瓣狭窄三联征：主动脉瓣狭窄时所表现的典型的呼吸困难、心绞痛和晕厥。

二、填空题

1. 心房颤动、右心衰竭、急性肺水肿。

2. 点头征、水冲脉、毛细血管搏动征、股动脉枪击音。

三、简答题

1. 答：心房颤动、右心衰竭、急性肺水肿、血栓栓塞、肺部感染、感染性心内膜炎。

2. 答：（1）指导病人避免长时间盘腿或蹲坐、勤换体位、肢体保持功能位。

（2）合并房颤者服阿司匹林，防止附壁血栓形成。

（3）避免剧烈运动和突然改变体位，以免诱发附壁血栓脱落、栓塞动脉。

（4）观察栓塞发生的征兆：脑栓塞可引起偏瘫；四肢动脉栓塞可引起剧烈疼痛；肾动脉栓塞可引起剧烈腰痛；肺动脉栓塞可引起突然剧烈胸痛和呼吸困难、发绀、咯血、休克等。

四、选择题

1	2	3	4	5	6	7	8	9	10	11	12	13	14	15	16
B	C	B	D	C	B	C	A	B	B	E	C	D	B	E	C

（马蕊）

第六节 感染性心内膜炎病人的护理

一、名词解释

1. 感染性心内膜炎
2. Janeway 损害

二、填空题

感染性心内膜炎的抗感染治疗原则是_____、_____、_____、_____、_____。

三、简答题

1. 如何正确采集感染性心内膜炎病人的血培养标本？
2. 简述亚急性感染性心内膜炎抗生素使用原则。

四、选择题（单选题）

A1 型题

1. 亚急性感染性心内膜炎常见的致病菌是（　　）。
   A. 大肠埃希菌　　　　B. 金黄色葡萄球菌　　　C. 草绿色链球菌
   D. 溶血性链球菌　　　E. 流感嗜血杆菌
2. 下列关于治疗亚急性感染性心内膜炎应用抗生素的原则中表述错误的是（　　）。
   A. 早期治疗　　　　　B. 应用杀菌抗生素　　　C. 静脉给药
   D. 疗程至少 6~8 周　　E. 检测出病原微生物后开始治疗
3. 亚急性感染性心内膜炎最常见的死亡原因是（　　）。
   A. 脑栓塞　　　　　　B. 细菌性动脉瘤破裂　　C. 心力衰竭
   D. 肾功能不全　　　　E. 脾破裂

A2 型题

4. 病人男，38 岁，诊断为"感染性心内膜炎"。病人突然出现失语、吞咽困难、两侧瞳孔大小不等、神志模糊，最可能出现的并发症是（　　）。
   A. 脑栓塞　　　　　　B. 肾栓塞　　　　　　　C. 肺栓塞
   D. 脾栓塞　　　　　　E. 肝栓塞
5. 护士为亚急性心内膜炎病人采集血培养标本时，最适宜的采集时间应在（　　）。
   A. 抗生素使用前，入院后立即采集　　B. 发热前，抗生素使用后
   C. 高热时　　　　　　　　　　　　　D. 发热时，抗生素使用半小时后
   E. 发热时，抗生素使用 1 天后

A3 型题

6～8 题题干

病人，女性，心脏瓣膜病 10 年，发热 1 个月，体温为 37.2～38℃，厌食、消瘦、贫血貌，脾大。

6. 为确诊应首选（　　）。
   A. 血沉　　　　　　　　B. 血培养　　　　　　　C. 血红蛋白检测
   D. X 射线检查　　　　　E. 心肌酶检查

7. 此病人最可能是并发了（　　）。
   A. 风湿活动　　　　　　B. 肺部感染　　　　　　C. 亚急性感染性心内膜炎
   D. 脾功能亢进　　　　　E. 肝硬化

8. 下列哪项护理措施不合适。（　　）
   A. 监测体温　　　　　　　　　　　　B. 准备输血
   C. 注意观察有无器官栓塞表现　　　　D. 给予清淡、高蛋白、高热量饮食
   E. 观察有无心衰

9～11 题题干

风湿性心脏病病人，发热 2 周，疑有亚急性感染性心内膜炎。

9. 下列哪项不可能是该病人的临床表现。（　　）
   A. Roth 点　　　　　　　B. Janeway 损害　　　　C. Osler 结节
   D. 蝶形红斑　　　　　　E. 指甲下出血

10. 为明确诊断，需做血培养，下列操作方法正确的是。（　　）
    A. 采血 5ml　　　　　　　　　　　B. 需在体温升高时采血
    C. 做需氧和厌氧培养　　　　　　　D. 连续一次性采血，分成 3 次做血培养
    E. 用过抗生素者，持续用药 2～7 日后再采血

11. 若病人的血培养结果为阴性，下列哪项检查有助于诊断。（　　）
    A. 胸片　　　　　　　　B. 全血分析　　　　　　C. 肝肾功能
    D. 超声心动图　　　　　E. 腹部 B 超

参考答案

一、名词解释

1. 感染性心内膜炎：是指各种病原微生物经血流侵犯心内膜或邻近的大血管内膜所引起的一种感染性炎症。

2. Janeway 损害：为手掌和足底直径 1～4mm 的无痛性出血红斑，是感染性心内膜炎非特异性体征之一。

二、填空题

早期、大剂量、长疗程、选用杀菌性抗生素、联合用药。

三、简答题

1. 答：未经治疗的病人，入院后第 1 天每隔 1h 采血 1 次，共 3 次；已用过抗生素者停药 2~7 天后采血。本病的菌血症为持续性，无需在体温升高时采血。每次采血 10~20ml，同时做需氧和厌氧培养。

2. 答：在连续多次采集血培养标本后应早期、大剂量、长疗程应用杀菌抗生素，疗程至少 6~8 周，以静脉给药方式为主，多采用联合用药。亚急性感染性心内膜炎可首选青霉素。

四、选择题

1	2	3	4	5	6	7	8	9	10	11
C	E	C	A	A	B	C	B	D	C	D

（马蕊）

第七节 心包疾病病人的护理

一、名词解释

1. 心包积液征
2. 心脏压塞

二、填空题

1. 急性心包炎根据病理改变可分为_____、_____。
2. _____是纤维蛋白性心包炎典型体征。

三、简答题

简述纤维蛋白性心包炎的典型临床表现。

四、选择题（单选题）

A1 型题

1. 吸气时出现脉搏显著减弱或消失的现象可见于（　　）。
   A. 主动脉瓣关闭不全　　B. 心包积液　　C. 右心衰竭
   D. 冠心病　　E. 房室传导阻滞

2. 急性心包炎的胸痛特点为（　　）。
   A. 疼痛部位局限，不放射到肩背部　　B. 随渗液量的增多而加重
   C. 前俯位时加重　　D. 深呼吸时减轻　　E. 前俯位时减轻

3. 急性纤维蛋白性心包炎最主要的护理诊断为（　　）。
   A. 疼痛：心前区痛　　B. 气体交换受损　　C. 体温过高
   D. 体液过多　　E. 低效性呼吸形态

4. 以下哪一项是大量心包积液的脉搏。（　　）
   A. 奇脉　　　　　　　B. 交替脉　　　　　　C. 水冲脉
   D. 重搏脉　　　　　　E. 短绌脉

5. 下列哪项不是渗出性心包炎的表现。（　　）
   A. 呼吸困难　　　　　B. 心尖搏动减弱或消失　　C. 心脏浊音界向两侧扩大
   D. 心包摩擦音　　　　E. 心包积液征

A2 型题

6. 病人，男性，22岁。因低热半个月、呼吸困难1天入院。查体：端坐位，颈静脉怒张，心率130次/min，心音低钝。X射线检查：肺野清晰，心影弧度消失。诊断最可能是（　　）。
   A. 扩张型心肌病　　　B. 感染性心内膜炎　　　C. 渗出性心包炎
   D. 病毒性心肌炎　　　E. 法洛四联症

7. 病人男性40岁，患急性心包炎、心包积液1年余，近日出现咳嗽、活动后气促、腹胀。查体：颈静脉怒张，肝大、腹水、下肢水肿，心率增快，可见Kussmaul征。目前考虑诊断为（　　）。
   A. 急性心包炎　　　　B. 缩窄性心包炎　　　　C. 亚急性心包炎
   D. 渗出性心包炎　　　E. 纤维蛋白性心包炎

A3 型题

8、9题题干

病人男性28岁，"发热、胸痛、气短7天，加重1h"来院。查体：BP 80/50mmHg，端坐位，口唇紫绀，颈静脉怒张，心尖搏动消失，心浊音界明显向两侧扩大，心率：130次/min，心音遥远，有奇脉。

8. 目前最有效的抢救措施是（　　）。
   A. 静脉注射西地兰　　B. 静脉注射吗啡　　　　C. 静脉滴注多巴胺
   D. 积极使用抗生素　　E. 立即行心包穿刺

9. 为明确诊断，首选的检查是（　　）。
   A. 心电图　　　　　　B. X射线检查　　　　　C. 超声心动图
   D. PET　　　　　　　E. 冠状动脉造影

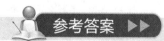

参考答案

一、名词解释

1. 心包积液征：即Ewart征，见于大量心包积液时，左肩胛骨下出现浊音及左肺受压引起的支气管呼吸音。

2. 心脏压塞：心包腔内液体增长过快或积液量过大时，压迫心脏而限制心室舒张及血液充盈的现象。表现为心动过速、血压下降、脉压变小和静脉压明显上升，严重时可引起急性循环衰竭、休克。

二、填空题

1. 纤维蛋白性心包炎、渗出性心包炎。
2. 心包摩擦音

三、简答题

答：症状：心前区疼痛为主要症状，疼痛性质尖锐，与呼吸运动有关，常因咳嗽、变换体位或吞咽动作而加重。疼痛也可呈压榨性，位于胸骨后，并可向左肩及背部放射。体征：典型体征是心包摩擦音。胸骨左缘第3、第4肋间最明显，坐位时身体前倾、深吸气或将听诊器胸件加压更易听到。

四、选择题

1	2	3	4	5	6	7	8	9
B	E	A	A	D	C	B	E	C

（马蕊）

第八节 心律失常病人的护理

一、名词解释

1. 心律失常
2. 慢-快综合征
3. 房室传导阻滞
4. 阿-斯综合征
5. 文氏现象

二、填空题

1. 房颤心脏听诊的特点是_____、_____、_____。
2. 房颤转复和维持窦性心律的治疗方法有_____、_____和_____等。
3. 室性心动过速是指连续_____的室性期前收缩连续出现。

三、简答题

1. 室性期前收缩的心电图特点有哪些？
2. 心律失常病人的护理措施有哪些？
3. 请在下列各心电图旁的括号里填上正确的心律失常名称。

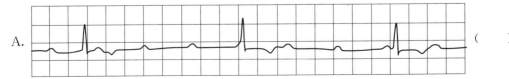
A. （　　）

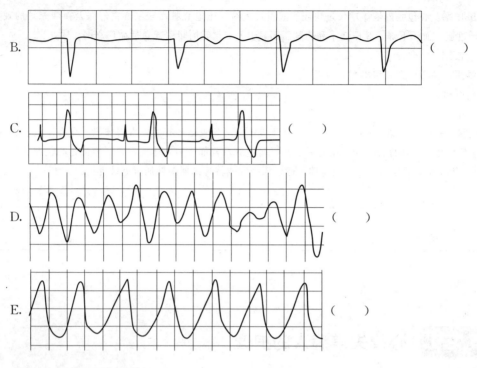

四、选择题（单选题）

A1 型题

1. 病态窦房结综合征特征性心电图改变是（　　）。
   A. 窦性心动过缓　　　　B. 窦性停搏　　　　C. 慢-快综合征
   D. 窦房传导阻滞　　　　E. 房室传导阻滞
2. 不会引起窦性心动过缓的是（　　）。
   A. 地高辛　　　　　　　B. 下壁心肌梗死　　　C. 倍他洛克
   D. 甲状腺功能亢进　　　E. 麻醉
3. 心脏起搏器可用于除下列哪种以外的心律失常。（　　）
   A. 频发室早　　　　　　B. 窦性心动过缓　　　C. 房颤
   D. 病态窦房结综合征　　E. 三度房室传导阻滞
4. 室上性心动过速首选下列哪种药物治疗。（　　）
   A. 腺苷　　　　　　　　B. 利多卡因　　　　　C. 胺碘酮
   D. 维拉帕米　　　　　　E. 倍他洛克
5. 不符合预激综合征心电图特点的是（　　）。
   A. 窦性 P-R 间期＜0.12s　B. QRS＜0.12s　　　　C. 起始部出现δ波
   D. ST-T 与主波方向相反　E. A 型胸导联主波均向上
6. 窦性心动过速的原因不包括（　　）。
   A. 甲状腺功能亢进　　　B. 发热　　　　　　　C. 休克

D. 贫血 E. 肾上腺皮质功能减退

7. 心房颤动时的心房率为（　　）。
   A. 100~180 次/min B. 180~220 次/min C. 250~350 次/min
   D. 350~600 次/min E. 600~800 次/min

8. 频发性室性期前收缩发作频率超过（　　）。
   A. 2 次/min B. 5 次/min C. 8 次/min
   D. 12 次/min E. 15 次/min

9. 关于房性期前收缩的心电图特征，表述错误的是（　　）。
   A. p 波形态与窦性 p 波相同 B. P-R 间期大于 0.12s
   C. QRS 波群形态与正常窦性心律的 QRS 波群相同 D. 期前收缩后有不完全代偿间歇
   E. p 波提前出现

10. 心室颤动最常见的病因是（　　）。
    A. 心脏瓣膜病 B. 心肌炎 C. 低钾血症
    D. 急性心肌梗死 E. 休克

11. 下列哪种心律失常最严重。（　　）
    A. 室性期前收缩 B. 心室颤动 C. 心房颤动
    D. 室性心动过速 E. 房性期前收缩

12. 有猝死危险的心律失常不包括（　　）。
    A. 阵发性室上性心动过速 B. 心室扑动 C. 阵发性室性心动过速
    D. 心室颤动 E. 三度房室传导阻滞

A2 型题

13. 病人，男性，62 岁，因心房颤动收入院，心率 115 次/min，心音强弱不等，脉搏细弱，且极不规则。此时护士观察脉搏的方法是（　　）。
    A. 先测心率，后测脉率 B. 先测脉率，后测心率
    C. 两人一人测脉率后一人测心率 D. 两人同时分别测心率和脉率
    E. 两人一人测心率后一人测脉率

14. 病人，男性，65 岁，因急性前壁心肌梗死入院，治疗期间，心电监护显示室性期前收缩，8 次/min，呈二联律。应迅速给予（　　）。
    A. 普鲁卡因胺口服 B. 普罗帕酮静脉推注 C. 利多卡因静脉推注
    D. 美西律口服 E. 维拉帕米口服

15. 病人，男性，50 岁，肺癌晚期。住院期间突然出现意识丧失，颈动脉搏动消失，心电图显示心室颤动。此时应首选的治疗措施是（　　）。
    A. 非同步直流电复律 B. 同步直流电复律 C. 静脉推注利多卡因
    D. 安装起搏器 E. 应用洋地黄类药物

A3 型题

16~19 题题干

病人男，51 岁，因"心房纤颤"入院。病人表现为心悸、胸闷、头晕、乏力。心音强弱不等、心律绝对不齐。

16. 该病人的脉搏特征是（　　）。
   A. 间歇脉　　　　　　　　B. 洪脉　　　　　　　　C. 交替脉
   D. 脉搏短绌　　　　　　　E. 细脉

17. 测量脉搏的首选部位是（　　）。
   A. 颞动脉　　　　　　　　B. 桡动脉　　　　　　　C. 肱动脉
   D. 足背动脉　　　　　　　E. 颈动脉

18. 为心房纤颤病人测量脉搏正确的方法是（　　）。
   A. 一人先听心率后测脉率，各计时 1min
   B. 一人听心率和测脉率，另一人计时 1min
   C. 一人测脉率，一人听心率，同时计时 1min
   D. 一人测脉率，另一个报告医生
   E. 一人同时测量脉率和心率，医生复测

19. 如需进行华法林治疗，下列不正确的说法是（　　）。
   A. 目的在于预防栓塞
   B. INR 应保持在 2.0~3.0
   C. 定期检测凝血酶原时间
   D. 护理中应询问有无鼻衄、便血等
   E. 主要作用在于抑制血小板聚集

20~22 题题干

男性，52 岁，因"突发剧烈胸痛 2h"入院。心电图提示"急性广泛前壁心肌梗死"。

20. 心电监测中，预示有心室颤动发生危险的是（　　）。
   A. 频发房早　　　　　　　B. 频发室早　　　　　　C. 窦性停搏
   D. 房室传导阻滞　　　　　E. 窦性心动过速

21. 应采取的措施是（　　）。
   A. 美托洛尔口服
   B. 胺碘酮静推后必要时口服维持
   C. 安置起搏器
   D. 普罗帕酮口服
   E. 心律平静推

22. 长期使用上述药物后引起的最严重并发症是（　　）。
   A. 房室传导阻滞　　　　　B. 支气管哮喘　　　　　C. 肺间质纤维化
   D. 心动过缓　　　　　　　E. 低血压

23~25 题题干

女性，32 岁，反复发作阵发性心悸 10 年，发作时心电图诊断为"心动过速"，静推维拉帕米后症状很快缓解。今天病人再次因心悸半小时来诊，心电图示心率 180 次/min，节律规整。

23. 该病人的诊断可能是（ ）。
   A. 房性心动过速   B. 窦性心动过速   C. 室性心动过速
   D. 心房扑动   E. 室上性心动过速

24. 最佳治疗方案是（ ）。
   A. 管脉内支架治疗   B. 化学消融手术   C. 射频消融手术
   D. 口服药物维持   E. 有症状时临时给予维拉帕米等药物静推

25. 通过刺激迷走神经终止发作的方法不包括（ ）。
   A. 刺激人中   B. 冰水浸泡上肢   C. 按压眼球
   D. 按摩颈动脉窦   E. 做 Valsalva 动作

26~28 题题干

男性，75 岁，因"突然意识丧失数秒"就诊。查体：脉搏 35 次/min，心率 35 次/min，每分钟可闻及 4~5 次响亮的第一心音（大炮音）。

26. 首先考虑的诊断是（ ）。
   A. 三度房室传导阻滞   B. 一度房室传导阻滞   C. 病态窦房结综合征
   D. 窦性心动过缓   E. 心脏瓣膜病

27. 应首选的治疗方法是（ ）。
   A. 异丙肾上腺素静推   B. 阿托品静推   C. 氨茶碱口服
   D. 安置永久起搏器   E. 安置临时起搏器

28. 关于安置起搏器的术后护理表述正确的是（ ）。
   A. 右侧卧位 8~12h   B. 术侧肢体不宜过度活动
   C. 伤口局部加压包扎持续 6h   D. 术后无需心电监测
   E. 术后 24~48h 换药一次

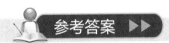

参考答案

一、名词解释

1. 心律失常：指心脏冲动的频率、节律、起源部位、传导速度或激动次序的异常。

2. 慢-快综合征：病态窦房结综合征时所出现的窦性心动过缓和房性快速性心律失常交替出现的现象，是病态窦房结综合征特征性心电图改变。

3. 房室传导阻滞：冲动在心脏传导系统的任何部位传导时均可发生减慢或阻滞，发生在心房和心室之间，称房室传导阻滞。

4. 阿-斯综合征：严重的心律失常可导致心输出量减少，脑缺血发生，病人可出现暂时性意识丧失。

5. 文氏现象：属于二度传导阻滞中的Ⅰ型。特点是传导时间逐渐延长直至有脱漏的现象。

二、填空题

1. 第一心音强弱不等、心律绝对不齐、脉搏短绌。

2. 药物复律、同步直流电复律、射频消融术。

3. 3 个或 3 个以上。

三、简答题

1.答:(1)提前出现的 QRS 波群,宽大畸形,时限通常大于 0.12s,ST 段与 T 波方向与 QRS 主波方向相反。

(2)室性期前收缩后可见一完全性代偿间歇。

2.答:(1)体位与休息:高枕卧位、半卧位或其他舒适体位,尽量避免左侧卧位。保证充分休息与睡眠。

(2)给氧:伴有呼吸困难、发绀等表现时给予 2~4L/min 吸氧。

(3)心电监护:严密监测心率、心律、心电图、生命体征和血氧饱和度的变化。

(4)配合抢救:对于高危病人,应留置静脉导管,备好抗心律失常药物及其他抢救药品、除颤器、临时起搏器等。

3.答:

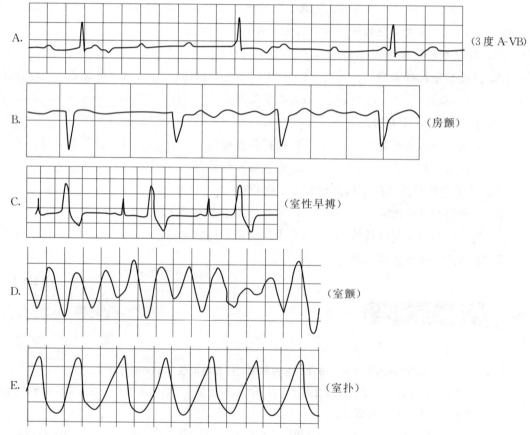

四、选择题

1	2	3	4	5	6	7	8	9	10	11	12	13	14	15
C	D	A	A	B	E	C	B	A	D	E	A	D	C	A
16	17	18	19	20	21	22	23	24	25	26	27	28		
D	B	C	E	B	B	C	E	C	A	A	E	B		

(张丽莉 陈宽林)

第九节 心衰病人的护理

一、名词解释

1. 心力衰竭
2. 急性心衰

二、填空题

1. 在慢性心衰的诱因中，_____最为常见、最重要；心律失常中以_____最为常见。其他诱因还包括_____、_____、_____。
2. 左心衰竭的临床表现以_____和_____为主；右心衰竭的表现以_____为主。

三、简答题

1. 左心衰竭的常见临床症状有哪些？基本治疗措施是什么？
2. 1928年美国纽约心脏病协会（NYHA）的心功能分级是怎样的？如何安排休息与活动？
3. 洋地黄中毒的表现有哪些？处理措施有哪些？
4. 急性左心衰抢救配合的护理要点有哪些？

四、选择题（单选题）

A1 型题

1. 右心衰竭时最常见的护理诊断是（　　）。
   A. 有外伤的危险　　　　B. 体液不足　　　　C. 体液过多
   D. 有感染的危险　　　　E. 有窒息的危险
2. 可引起心室后负荷过重的疾病是（　　）。
   A. 主动脉瓣狭窄　　　　B. 二尖瓣关闭不全　　　　C. 二尖瓣狭窄
   D. 主动脉瓣关闭不全　　E. 慢性贫血
3. 右心衰竭的临床表现不包括（　　）。
   A. 肝脏肿大　　　　　　B. 肝颈静脉回流征阳性　　C. 劳力性呼吸困难
   D. 发绀　　　　　　　　E. 身体低垂部位出现水肿
4. 对慢性心力衰竭病人而言不正确的措施是（　　）。
   A. 食盐摄入应≤6g
   B. 严重低钠血症者液体摄入量＜2L/日
   C. Ⅳ级心功能者液体摄入 1.5～2L/日
   D. Ⅲ、Ⅳ级心功能者应在专业康复人员指导下进行运动

E. 高流量持续给氧

5. 关于慢性心力衰竭病人利尿的说法不正确的是（　　）。
   A. 小剂量开始
   B. 每日体质量减少 0.5~1.0kg 为宜
   C. 症状缓解即可停药
   D. 首选袢利尿剂如呋塞米
   E. 噻嗪类利尿剂可致高尿酸血症

6. 不符合右心衰体征特点的是（　　）。
   A. 胸腔积液
   B. 肝浊音界缩小
   C. 颈静脉怒张
   D. 肝颈静脉回流征阳性
   E. 痔疮形成

7. 关于治疗心衰时扩血管药物使用方法的表述不正确的是（　　）。
   A. 多巴胺最佳剂量是 5~10μg/（kg·min）
   B. 收缩压＜90mmHg 禁忌使用
   C. 硝普钠起始剂量 10μg/min
   D. 硝酸甘油起始剂量为 5~10μg/min
   E. 硝普钠连续用药及溶液保存均不应超过 24h

8. 关于急性左心衰氧疗说法不正确的是（　　）。
   A. 面罩吸氧适用于伴呼吸性碱中毒者
   B. 血氧饱和度宜保持≥95%
   C. 湿化瓶酒精最佳浓度为 30%~50%
   D. 低氧血症伴 CO_2 潴留者氧流量 1~2L/min
   E. 酒精湿化给氧的目的在于降低肺泡表面张力

A2 型题

9. 病人，男性，60 岁。因"慢性心力衰竭"入院。入院后遵医嘱服用地高辛，每日 0.125mg。在使用上述药物治疗时，护士应着重观察（　　）。
   A. 血压
   B. 意识
   C. 呼吸
   D. 体温
   E. 心率

10. 病人，女性，45 岁，既往有风湿性心脏病伴二尖瓣狭窄病史，最近因劳累后出现胸闷、呼吸困难等症状，入院后诊断为心力衰竭。此病人引起心衰的诱因是（　　）。
    A. 劳累
    B. 循环血量增加
    C. 摄盐过多
    D. 洋地黄应用不当
    E. 感染

11. 病人，女性，52 岁，既往高血压病史 5 年，近 1 个月来常感乏力，出现劳力性呼吸困难，经休息后缓解。病人可能出现了（　　）。
    A. 冠心病
    B. 慢性左心衰竭
    C. 高血压危象
    D. 慢性右心衰竭
    E. 急性左心衰竭

12. 病人，女性，67 岁，右心衰竭，长期卧床，骶尾部水肿，体质虚弱，消瘦。对病人进行饮食指导应采取（　　）。
    A. 低脂肪、高蛋白、高维生素
    B. 高脂肪、低蛋白、高维生素
    C. 高热量、低蛋白、低盐
    D. 低盐、高蛋白、高维生素
    E. 高热量、高蛋白、高维生素

13. 病人，男性，62 岁，风心病二尖瓣狭窄病人，近 3 年来多于活动后出现气促、胸闷，1日前因上述症状加重后入院。入院后该病人应取（　　）。

A. 仰卧位　　　　　　B. 侧卧位　　　　　　C. 头高足低位

D. 半卧位　　　　　　E. 膝胸位

14. 病人，男性，67岁，因"咳嗽、咳痰、尿少、呼吸困难加重2天"入院。初步诊断为"慢性左心功能不全"。其痰液的性质是（　　）。

A. 白色黏痰　　　　　B. 浓臭痰　　　　　　C. 铁锈色痰

D. 痰中带血丝　　　　E. 粉红色泡沫样痰

A3 型题

15～18题题干

病人，女性，47岁，患"风湿性心脏病二尖瓣狭窄"10余年。今日上呼吸道感染后出现乏力，稍微活动后就心慌、气促，伴有食欲减退、肝区胀痛。查体：颈静脉充盈。心率108次/min，律齐。双肺底湿啰音。肝颈静脉回流征（+）。双下肢轻度水肿。

15. 该病人心功能为（　　）。

A. Ⅰ级　　　　　　　B. Ⅱ级　　　　　　　C. Ⅲ级

D. Ⅳ级　　　　　　　E. Ⅴ级

16. 该病人首要的护理问题是（　　）。

A. 恐惧　　　　　　　B. 体液过多　　　　　C. 活动无耐力

D. 气体交换受损　　　E. 知识缺乏

17. 护士应如何指导该病人休息（　　）。

A. 一般活动不受限制　B. 从事轻体力活动　　C. 增加休息时间

D. 卧床休息为主，限制日常活动　E. 绝对卧床休息

18. 地高辛治疗后，该病人出现食欲明显减退、恶心、呕吐，脉率为50次/min，心律不齐。应考虑病人出现了（　　）。

A. 洋地黄中毒　　　　B. 脑水肿　　　　　　C. 左心衰竭

D. 心源性休克　　　　E. 低钾血症

19、20题题干

病人，女性，35岁，风心病二尖瓣狭窄，心功能不全6年，长期服用地高辛及螺内酯。1周前病人因受凉后出现咳嗽，3天前出现发热、咳黄浓痰，心悸气短加重，入院查体：T 38.4℃，R 28次/min，BP 110/70mmHg，神清，口唇、面颊、甲床发绀，颈静脉怒张，心界扩大，心率120次/min，律不齐，双肺可闻及干湿啰音，肝肋下3指，双下肢呈凹陷性水肿。

19. 该病人发生心衰的主要诱因是（　　）。

A. 二尖瓣狭窄　　　　B. 过度劳累　　　　　C. 洋地黄中毒

D. 肺部感染　　　　　E. 过度利尿

20. 病人在服用地高辛时，护士应特别注意观察（　　）。

A. 呼吸 B. 体温 C. 心率
D. 尿量 E. 血压

21～25题题干

病人，男性，60岁，因"慢性心力衰竭"入院。入院后遵医嘱服用"地高辛，每日0.125mg"。某日病人将医生白衣看成了绿衣。

21. 提示出现了下列哪种洋地黄中毒反应。（　　）
A. 胃肠道反应 B. 心律失常 C. 视力模糊
D. 黄视绿视 E. 头晕、头痛

22. 洋地黄中毒最严重的反应是（　　）。
A. 胃肠道反应 B. 心律失常 C. 视力模糊
D. 黄视绿视 E. 头晕、头痛

23. 针对该病人不正确的做法是（　　）。
A. 立即停止使用洋地黄 B. 继续给药、严密监测 C. 立即检查电解质
D. 进行心电监测 E. 必要时给予苯妥英钠

24. 使用洋地黄时，当病人心率低于（　　）时应考虑停药。
A. 90次/min B. 80次/min C. 70次/min
D. 60次/min E. 50次/min

25. 下列哪种药物不会加重洋地黄的毒性反应。（　　）
A. 阿司匹林 B. 维拉帕米 C. 盐酸曲美他嗪
D. 倍他洛克 E. 奎尼丁

26～30题题干

病人，女性，56岁，高血压病史8年。平素血压控制不稳，2天前因"急性胃肠炎"输液后出现气促、咳嗽、咳白色泡沫痰。查体：BP 148/80mmHg。心率120次/min，律齐。两肺底闻及湿啰音。诊断为"左心衰竭，心功能Ⅲ级"。

26. 病人静脉输液时适宜的速度是（　　）。
A. 10～20滴/min B. 20～30滴/min C. 30～40滴/min
D. 40～50滴/min E. >50滴/min

27. 该病人应采取的体位是（　　）。
A. 俯卧位 B. 平卧位 C. 侧卧位
D. 端坐位 E. 头低脚高位

28. 该病人在治疗过程中突然出现呼吸困难、端坐位呼吸，咯粉红色泡沫痰"一口"。下列做法不正确的是（　　）。
A. 取双下肢下垂端坐位 B. 立即予以高浓度吸氧
C. 立即予以静脉注射呋塞米 D. 静脉快速注射毛花苷C
E. 立即静脉注射吗啡

29. 上述（第28题）情况下，给氧方法不正确的是（　　）。
A. 低氧血症时吸氧浓度6～8L/min B. 最佳酒精湿化浓度为20%～30%

C. 合并呼吸性碱中毒时应面罩给氧　　D. 最佳酒精湿化浓度为 50%～70%

E. 维持 $SaO_2 \geqslant 95\%$

30. 为缓解肺动脉痉挛，使用硝普钠时有关护理事项表述不正确的是（　　）。

A. 严密监测心率　　　　B. 现配现用　　　　C. 疗程不应超过 72h

D. 不宜连续 24h 使用　　E. 注意监测血压

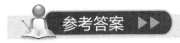

参考答案

一、名词解释

1. 心力衰竭：由于各种心脏结构或功能异常导致心室充盈和（或）射血能力低下而引起的一组临床综合征。其主要临床表现是呼吸困难、疲乏和液体潴留。

2. 急性心衰：心衰的症状和体征急性发作或急性加重的一种临床综合征。临床以急性左心衰最常见，多表现为急性肺水肿和心源性休克。

二、填空题

1. 呼吸道感染，房颤，妊娠和分娩、血容量增加、生理和心理压力过大。

2. 肺瘀血、心排血量下降，体静脉瘀血。

三、简答题

1. 答：（1）临床症状

① 呼吸困难：可表现为劳力性呼吸困难、夜间阵发性呼吸困难和端坐呼吸。

② 咳嗽、咳痰和咯血。

③ 疲乏、头晕、心悸。

④ 尿量减少，少尿及血尿素氮、肌酐水平升高。

（2）治疗措施

① 消除诱因、控制病因。

② 减轻心脏负荷：利尿、扩血管。

③ 改善心肌功能：收缩性心衰使用洋地黄类、肾上腺素能受体激动剂，舒张性心衰以扩血管为主、禁忌使用增强心肌收缩力药物。

④ 其他：抗 RAS 系统药物、改善心肌营养等。

2. 答：

心功能	临床表现	休息与活动安排
Ⅰ	病人患有心脏病，但日常活动量不受限制，一般活动不引起疲乏、心悸、呼吸困难或心绞痛	不限制活动：鼓励积极参与各种活动，但避免剧烈运动和重体力劳动
Ⅱ	体力活动轻度受限，休息时无自觉症状，但平时一般活动可出现上述症状，休息后很快缓解	适当限制活动：鼓励轻体力活动及家务，适当限制一般活动，绝对避免剧烈和重体力活动。 增加休息：尤其午间及下午休息
Ⅲ	体力活动明显受限，休息时无症状，低于一般活动量时即可引起上述症状，休息较长时间后症状方可缓解	严格限制活动：严格限制一般体力活动，但日常生活尽量自理或辅助自理。 充分休息
Ⅳ	不能从事任何体力活动，休息时也有心衰症状，体力活动后加重	绝对卧床休息：取舒适体位、他人照顾生活、被动肢体活动

3. 答：(1) 中毒表现

① 各种心律失常，最常见者为室性期前收缩，多呈二联律或三联律，其他如房性期前收缩和房颤、房室传导阻滞等。

② 胃肠道反应如食欲下降、恶心、呕吐。

③ 神经系统症状如头痛、倦怠、视力模糊、黄视、绿视。

(2) 处理措施

① 立即停用洋地黄。

② 检查血钾：低血钾者口服或静脉补钾，停用排钾利尿剂。

③ 纠正心律失常：快速性心律失常可用利多卡因或苯妥英钠，禁用电复律；有传导阻滞及缓慢性心律失常者可用阿托品或安置心脏起搏器。

4. 答：(1) 体位：坐位或半卧位，减少回心血量。

(2) 给氧：高浓度、高流量、持续给予，一般 6~8L/min 鼻导管给氧，使血氧饱和度≥95%。

(3) 镇静：静脉给吗啡 3~5mg，可重复 2~3 次，除镇静外，可扩张小血管。

(4) 利尿：呋塞米快速利尿，降低心脏前负荷。

(5) 扩血管：可选择硝普钠、硝酸甘油静滴，监测血压，维持收缩压在 90~100mmHg。

(6) 洋地黄制剂：毛花苷 C 稀释后静注，适用于快速房颤伴左心室收缩不全的病人，注意监测心率。

(7) 氨茶碱：正性肌力、扩血管、利尿，缓慢静脉给药。

(8) 急性症状解除后，针对病因和诱因治疗。

四、选择题

1	2	3	4	5	6	7	8	9	10	11	12	13	14	15
C	A	C	E	C	B	A	C	B	A	B	D	D	B	C
16	17	18	19	20	21	22	23	24	25	26	27	28	29	30
B	D	A	D	C	D	B	B	D	C	B	D	D	B	A

（张丽莉　陈宽林）

第十节　冠状动脉介入性诊断和治疗的护理

一、名词解释

1. 冠状动脉造影（CAG）
2. 经皮冠状动脉介入治疗（PCI）

二、填空题

1. 评定冠状动脉狭窄程度，0 级是指_____；Ⅲ级指_____。

2. 冠状动脉造影术的方法是用特形的心导管经_____、_____或_____送到_____根部，分别插入_____，注入造影剂使冠状动脉及其主要分支显影。

三、简答题

1. 冠状动脉造影术的适应证有哪些？
2. 经皮冠状动脉介入治疗的术后护理应注意哪些？

四、选择题（单选题）

1. 冠状动脉造影术可以提供冠状动脉病变的准确资料，除以下哪项之外。（　　）
   A. 部位　　　　　　　　B. 性质　　　　　　　　C. 范围
   D. 侧支循环状况　　　　E. 病变时间
2. 诊断冠心病最可靠的方法是（　　）。
   A. 超声心动图　　　　　B. 心电图　　　　　　　C. X线胸片
   D. 冠状动脉造影　　　　E. 螺旋CT
3. 冠状动脉造影术时，特形的心导管是通过以下哪支血管送到主动脉根部的。（　　）
   A. 肾动脉　　　　　　　B. 上腔静脉　　　　　　C. 桡动脉
   D. 皮下静脉　　　　　　E. 门静脉
4. 经皮冠状动脉介入治疗术后护理正确的是（　　）。
   A. 压迫穿刺点10min后可加压包扎　　　B. 术后鼓励病人多饮水
   C. 包扎后的穿刺点需要用1kg沙袋压迫2h　　D. 制动12h后可正常活动
   E. 心电、血压监护12h
5. 以下关于经皮冠状动脉介入治疗术后的负性效应，表述不正确的是（　　）。
   A. 腰酸、腹胀　　　　　B. 术区出血和血肿　　　C. 尿失禁
   D. 低血压　　　　　　　E. 心肌梗死

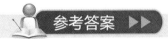

一、名词解释

1. 冠状动脉造影（CAG）：可以提供冠状动脉病变的部位、性质、范围、侧支循环状况等准确资料，有助于选择最佳治疗方案，是诊断冠心病最可靠的方法。

2. 经皮冠状动脉介入治疗（PCI）：是用心导管技术疏通狭窄甚至闭塞的冠状动脉管腔，从而改善心肌血流灌注的一组治疗技术。包括经皮冠状动脉腔内成形术、冠状动脉内支架植入术等。

二、填空题

1. 无血流灌注，闭塞血管远端无血流；冠状动脉远端造影剂完全而且迅速充盈和消除。
2. 股动脉、肱动脉、桡动脉，主动脉，左、右冠状动脉口。

三、简答题

1. 答：（1）药物治疗中心绞痛仍较重，明确动脉病变情况以及考虑介入性治疗或旁路移植治疗。
（2）胸痛似心绞痛而不能确诊者。
（3）中老年病人心脏增大、心力衰竭、心律失常，疑有冠心病而无创性检查未能确诊者。
（4）心肌梗死后再发心绞痛者。

（5）急性冠脉综合征拟行急诊手术者。

2. 答：（1）心电、血压监护24h。严密观察有无心律失常、心肌缺血等急性并发症。

（2）即刻做12导联心电图，与术前对比，有症状时再复查。

（3）观察穿刺点有无活动性出血，可进行制动并加压包扎，穿刺侧肢体制动24h后拆除弹力绷带自由活动。

（4）术后鼓励病人多饮水，以加速造影剂的排泄；少食多餐；保持大便通畅。

（5）术后常规给予低分子肝素皮下注射，注意观察有无出血倾向，如伤口渗血、牙龈出血、鼻出血、血尿等。

（6）植入支架的病人应遵医嘱给予抗生素预防感染。

四、选择题

1	2	3	4	5
E	D	C	B	C

（马蕊）

第四章 消化系统疾病病人的护理

第一节 概述、常见症状体征的护理

一、名词解释

1. 腹泻
2. 便秘

二、填空题

1. 急性腹痛多由腹腔脏器的_____、_____、_____、_____等引起。
2. 胃、十二指肠疾病引起腹痛的部位和性质是_____，小肠疾病多呈_____部位疼痛，急性胰腺炎常出现_____部位剧痛，并向_____部位放射。

三、简答题

1. 非药物性缓解慢性腹痛的方法有哪些？
2. 怎样对腹泻病人进行肛周皮肤的护理？
3. 引起便秘的常见因素有哪些？

四、选择题（单选题）

A1 型题

1. 腹泻最常见的病因是（　　）。
   A. 药物　　　　　　B. 全身性疾病　　　　　C. 过敏
   D. 心理因素　　　　E. 肠道疾病
2. 小肠病变引起腹泻的特点是（　　）。
   A. 含脓血　　　　　B. 带有大量黏液　　　　C. 里急后重明显
   D. 粪便呈糊状或水样　E. 发热

3. 以下哪项不是便秘的常见病因。（　　）
　　A. 全身性疾病　　　　B. 消化性溃疡　　　　C. 身体虚弱
　　D. 不良排便习惯　　　E. 结肠、直肠疾病

4. 以下哪项是腹泻最常见的护理诊断。（　　）
　　A. 有体液不足的危险　B. 疼痛　　　　　　　C. 焦虑
　　D. 活动无耐力　　　　E. 皮肤完整性受损

A2 型题

5. 男性，70岁，反复上腹痛10年，多于餐后半小时出现，进食后加重，未系统诊治，近1年来疼痛不规律，消瘦，最应该检查的是（　　）。
　　A. 大便常规　　　　　B. 腹部CT　　　　　　C. X线钡餐
　　D. 胃镜加活检　　　　E. ^{14}C 呼气实验

6. 病人男性，48岁，近4个月来排便次数增多，每天3~4次，黏液脓血便，有里急后重感，首选的有助于确诊的检查方法是（　　）。
　　A. 腹部B超　　　　　B. X线钡餐　　　　　　C. 纤维结肠镜
　　D. 上腹部CT平扫　　　E. 直肠指检

7. 女性，48岁，3个月来出现进食后胃部饱胀不适。胃镜检查提示胃溃疡，幽门螺杆菌（+），最佳的治疗方法是（　　）。
　　A. 胃黏膜保护剂　　　B. 胃动力药　　　　　　C. 根除幽门螺杆菌
　　D. 抑酸剂　　　　　　E. 抗生素

A3 型题

9~11题题干

男性，40岁，因腹痛1天就诊，腹部超声提示胆石症。

8. 该病人腹痛的性质是（　　）。
　　A. 向左肩背部放射　　B. 阵发性绞痛　　　　　C. 剑突下钻顶样痛
　　D. 钝痛　　　　　　　E. 胀痛

9. 该病人腹痛的部位是（　　）。
　　A. 剑突下中上腹　　　B. 右下腹　　　　　　　C. 右上腹
　　D. 脐周　　　　　　　E. 左下腹

10. 该病人不可能有的症状和体征是（　　）。
　　A. 黄疸　　　　　　　B. 贫血　　　　　　　　C. 呕吐
　　D. 发热　　　　　　　E. Murphy征阳性

11. 该病人最主要的护理诊断是（　　）。
　　A. 腹痛　　　　　　　B. 体温过高　　　　　　C. 营养失调
　　D. 焦虑　　　　　　　E. 潜在的并发症：肝脓肿

12～15题题干

女性，56岁，反复上腹部隐痛，进餐后1h左右加重，伴反酸、胃烧灼感，2天前上述症状加重并伴有腹胀。查体：上腹部压痛。

12. 为明确诊断，首选的检查是（　　）。
　A. 上腹部CT　　　　　　B. 冠脉造影　　　　　　C. X线钡餐检查
　D. 胃镜　　　　　　　　E. 上腹部超声
13. 该病人初步诊断为（　　）。
　A. 十二指肠溃疡　　　　B. 胃溃疡　　　　　　　C. 胃癌
　D. 反流性食管炎　　　　E. 肝炎
14. 该病人不会出现的并发症是（　　）。
　A. 胃多发性息肉　　　　B. 癌变　　　　　　　　C. 上消化道大出血
　D. 穿孔　　　　　　　　E. 幽门梗阻
15. 对该病人饮食护理措施错误的是（　　）。
　A. 定时进餐　　　　　　B. 少量多餐　　　　　　C. 高蛋白饮食
　D. 不宜过快过饱　　　　E. 避免刺激性饮食

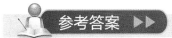

参考答案

一、名词解释

1. 腹泻：排便次数增加（>3次/日），稀薄（水分>85%），伴或不伴成分异常。
2. 便秘：排便频率减少，1周内排便次数少于2～3次，排便困难，大便干结，常伴有腹痛或腹胀、消化不良等。

二、填空题

1. 急性炎症、扭转和破裂、空腔脏器的梗阻和扩张、腹腔内血管阻塞。
2. 中上腹部隐痛，脐周，上腹，腰背部。

三、简答题

1. 答：(1) 行为疗法：指导式想象，深呼吸，冥想，音乐疗法，生物反馈等。
　(2) 局部热疗法：对疼痛局部可应用热水袋进行热敷，解除肌肉痉挛达到止痛效果。
　(3) 针灸止痛：根据不同疾病和疼痛部位选择针疗穴位。
2. 答：排便后应用温水清洗肛周，保持清洁干燥，涂无菌凡士林或抗生素软膏以保护肛周皮肤，促进损伤处伤口愈合。
3. 答：(1) 进食量过少或食物缺乏纤维素、水分，不足以刺激肠道蠕动。
　(2) 结肠平滑肌张力减低和蠕动减弱。
　(3) 各种原因的肠梗阻。
　(4) 排便反射减弱或消失，腹肌、盆肌及膈肌张力减低。
　(5) 结肠痉挛缺乏驱动性蠕动等。

四、选择题

1	2	3	4	5	6	7	8	9	10	11	12	13	14	15
E	D	B	A	D	C	C	B	C	B	A	D	B	A	C

（张丽莉）

第二节 胃炎病人的护理

一、名词解释

1. 慢性萎缩性胃炎
2. 不典型增生

二、填空题

1. 慢性胃炎分为：_____、_____ 和 _____。慢性萎缩性胃炎又可分为 _____ 和 _____ 两大类。
2. 自身免疫性胃炎因产生了 _____ 抗体和 _____ 抗体，破坏了壁细胞，使胃酸分泌减少甚至缺失，影响 _____ 的吸收，导致 _____ 贫血。

三、简答题

1. 慢性胃炎的病因有哪些？
2. 根除幽门螺杆菌的治疗方案是什么？
3. 慢性胃炎的饮食护理有哪些？

四、选择题（单选题）

A1 型题

1. 引起慢性胃炎的主要细菌是（　　）。
   A. 金黄色葡萄球菌　　B. 幽门螺杆菌　　C. 铜绿假单胞菌
   D. 链球菌　　　　　　E. 大肠埃希菌
2. 慢性胃炎最可靠的诊断方法是（　　）。
   A. 询问病史和临床表现　　B. 胃镜加活体组织检查　　C. 血清抗体测定
   D. X 线钡餐　　　　　　　E. 胃酸含量的检测
3. 关于慢性胃炎的饮食护理，错误的是（　　）。
   A. 剧烈呕吐不能进食者可静脉补充营养　　B. 应以清淡、富有营养的食物为主
   C. 避免辛辣刺激性食物　　　　　　　　　D. 定时进餐，少量多餐
   E. 有少量出血者应禁食
4. 胃炎病人有少量出血可（　　）。
   A. 普食　　　　　　　　B. 冰水洗胃　　　　　　C. 少量温热半流质饮食
   D. 禁食　　　　　　　　E. 输血

A2 型题

5. 病人，女性，26 岁，近 2 年出现中上腹痛，常在进食后明显，胃肠钡餐检查未见明显异常，体检仅上腹轻压痛，该病人最有可能患的是（　　）。

A. 反流性食管炎 B. 胃癌 C. 胃溃疡
D. 慢性胃炎 E. 十二指肠溃疡

A3 型题

6~9题题干

病人男性,30岁,近两年来多于餐后出现上腹部隐痛不适、反酸、嗳气,严重时出现恶心、呕吐。

6. 该病人初步诊断为（　　）。
  A. 急性胃炎 B. 慢性胃炎 C. 十二指肠溃疡
  D. 胃溃疡 E. 胃癌
7. 为明确诊断,首先的措施是（　　）。
  A. 腹部B超 B. 胃镜 C. 腹部CT
  D. 腹部MRI E. X线钡餐
8. 关于该病人可能的病因错误的是（　　）。
  A. 幽门螺杆菌 B. 自身抗体的产生 C. 胆汁反流
  D. 刺激性饮食 E. 肠道菌群失调
9. 该病人最主要的护理诊断是（　　）。
  A. 疼痛 B. 营养不良 C. 活动无耐力
  D. 焦虑 E. 体液不足

10~15题题干

病人,女性,30岁,近两个月来于餐后出现上腹部饱胀不适,反酸、嗳气。胃镜检查提示慢性胃炎,幽门螺杆菌（＋）。

10. 该病人最佳的治疗方法是（　　）。
  A. 抗酸药 B. 根除幽门螺杆菌 C. 胃动力药
  D. 胃黏膜保护剂 E. 抑酸药
11. 关于可选择的药物错误的是（　　）。
  A. 甲硝唑 B. 阿莫西林 C. 奥美拉唑
  D. 胶体铋剂 E. 氨基糖苷类
12. 该病人可能出现的并发症是（　　）。
  A. 癌变 B. 感染 C. 急性穿孔
  D. 上消化道出血 E. 幽门梗阻
13. 关于饮食治疗的原则错误的是（　　）。
  A. 高蛋白、高脂 B. 高热量 C. 高维生素
  D. 易消化 E. 少量多餐
14. 关于腹痛的护理错误的是（　　）。
  A. 热敷 B. 卧床休息 C. 深呼吸

D. 和病人多交流，转移其注意力 E. 给予镇痛药物

15. 以下用药护理错误的是（ ）。

A. 胃黏膜保护剂应在餐前服用 B. 胃动力药宜在餐前服用

C. 抗生素应注意胃肠道反应 D. 抑酸药可与硫糖铝同时服用

E. 硫糖铝可在睡前服用

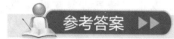

参考答案

一、名词解释

1. 慢性萎缩性胃炎：指胃黏膜已发生了萎缩性改变（腺体、黏膜上皮萎缩）的慢性胃炎，常伴有肠上皮的化生。

2. 不典型增生：慢性胃炎进一步发展，胃上皮或发生化生的肠上皮在再生过程中发育异常，可形成异型增生，又称不典型增生，被认为是胃癌的癌前病变。

二、填空题

1. 慢性浅表性胃炎、慢性萎缩性胃炎、特殊类型胃炎、多灶萎缩性胃炎、自身免疫性胃炎。

2. 壁细胞、内因子、维生素 B_{12}、恶性。

三、简答题

1. 答：(1) 幽门螺杆菌的感染是主要病因。

(2) 饮食中高盐和缺乏新鲜蔬菜、水果与慢性胃炎的发病密切相关。

(3) 自身免疫性胃炎与自身抗原刺激机体产生相应的壁细胞抗体和内因子抗体有关。

(4) 长期饮浓茶、烈酒、咖啡，食用过热、过冷、过于粗糙的食物损伤胃黏膜。

2. 答：一种胶体铋剂或一种质子泵抑制剂加上两种抗菌药物，如胶体次枸橼酸铋或奥美拉唑与阿莫西林及甲硝唑合用，两周为一个疗程。

3. 答：(1) 饮食治疗原则：少量多餐，以高热量、高蛋白、高维生素、易消化的饮食为原则。避免摄入过咸、过甜、过辣的刺激性饮食。

(2) 改进烹饪技巧，增加食物的色、香、味刺激病人的食欲。胃酸低者食物应完全煮熟后食用，以利于消化和吸收，可给予刺激胃酸分泌的食物如肉汤、鸡汤等。高胃酸者应避免进食高脂食物。

四、选择题

1	2	3	4	5	6	7	8	9	10	11	12	13	14	15
B	B	E	C	D	B	B	E	A	B	E	D	A	E	D

（张丽莉）

第三节 消化性溃疡病人的护理

一、名称解释

1. 消化性溃疡

2. 急性溃疡穿孔

二、填空题

1. 引起消化性溃疡的主要病因是_____和_____。主要由于_____对黏膜的自身消化所致。
2. 消化性溃疡的临床特征是_____、_____、_____。
3. 消化性溃疡最常见的并发症是_____，其他并发症还有_____、_____和_____。

三、简答题

1. 胃溃疡和十二指肠溃疡的鉴别要点有哪些？
2. 消化性溃疡的治疗要点有哪些？
3. 消化性溃疡患者的用药护理包括哪些？

四、选择题（单选题）

A1 型题

1. 消化性溃疡最关键的病因是（　　）。
   A. 胃酸和胃蛋白酶的自身消化　　B. 遗传因素　　C. 饮食缺乏蔬菜和水果
   D. 幽门螺杆菌　　E. 精神过度紧张
2. 十二指肠溃疡的疼痛特点是（　　）。
   A. 疼痛-进食-疼痛　　B. 进食-疼痛-缓解　　C. 疼痛-进食-缓解
   D. 无规律　　E. 持续性疼痛

A2 型题

3. 患者，男性，55岁，胃溃疡病史5年。近1个月来原有疼痛节律消失，出现餐后上腹部饱胀，频繁呕吐宿食，最可能的并发症为（　　）。
   A. 出血　　B. 幽门梗阻　　C. 穿孔
   D. 急性胃肠炎　　E. 癌变
4. 患者男性，42岁，有胃溃疡病史6年。近2个月疼痛加剧且失去节律性，无呕吐，服用多种抑酸剂不能缓解。查体：腹部平软，上腹部轻压痛，可扪及肿块，质硬。为确诊应首选（　　）。
   A. 腹部超声　　B. X线钡餐检查　　C. 幽门螺杆菌检查
   D. 胃镜检查　　E. 胃液分析
5. 患者女，35岁。多于餐后0.5～1h出现上腹部隐痛，持续1～2h后逐渐缓解，此腹痛特点应考虑是（　　）。
   A. 慢性胃炎　　B. 胃溃疡　　C. 反流性食管炎
   D. 十二指肠溃疡　　E. 胰腺炎

A3 型题

6~8题题干

患者,男性,30岁,夜间发作性腹部烧灼样痛二月余,进食后能迅速缓解,昨起排柏油样便3次,今晨起床晕倒。体检:T 37℃,P 120次/min,R 24次/min,BP 80/50mmHg。神志恍惚,皮肤苍白,四肢厥冷。入院后诊断为上消化道大出血。

6. 上述疾病最主要的病因是（　　）。
   A. 胃溃疡　　　　　　　B. 胃癌　　　　　　　C. 食管-胃底静脉曲张
   D. 十二指肠溃疡　　　　E. 肝硬化

7. 目前该患者存在的主要护理问题是（　　）。
   A. 活动无耐力　　　　　B. 恐惧　　　　　　　C. 体液不足
   D. 知识缺乏　　　　　　E. 有窒息的危险

8. 该病情的观察重点是（　　）。
   A. 生命体征　　　　　　B. 大便的次数　　　　C. 尿量
   D. 瞳孔变化　　　　　　E. 意识

9~13题题干

患者女性,45岁,突发左上腹部刀割样剧痛5h,伴恶心、呕吐来院急诊。体检:T 36℃,BP 80/56mmHg,P 110次/min。患者呈急性面容,表情痛苦。腹式呼吸减弱,全腹有明显的压痛和反跳痛,腹肌紧张,呈"板状腹",肠鸣音减弱。既往有胃溃疡病史。

9. 首先考虑的疾病是（　　）。
   A. 急性胆囊炎　　　　　B. 胃溃疡穿孔　　　　C. 阑尾炎穿孔
   D. 肠梗阻　　　　　　　E. 急性胰腺炎

10. 为明确诊断,首选的检查是（　　）。
    A. 胃镜检查　　　　　　B. 腹部平片　　　　　C. 钡餐检查
    D. 腹部超声　　　　　　E. 上腹部CT

11. 该病的诱发因素中,下列哪项除外。（　　）
    A. 情绪激动　　　　　　B. 粗糙、刺激性食物　C. 过度劳累
    D. 服用抑酸药　　　　　E. 服用激素类药物

12. 该患者的护理措施中,不正确的是（　　）。
    A. 半卧位　　　　　　　B. 禁食　　　　　　　C. 应用抗生素
    D. 严密观察生命体征　　E. 持续胃肠减压

13. 该患者非手术治疗时的护理,不正确的是（　　）。
    A. 监测生命体征　　　　B. 准确记录出入量　　C. 禁食、胃肠减压
    D. 静脉补液　　　　　　E. 可饮水

14~17题题干

患者女性,58岁,十二指肠溃疡病史5年。今晨起排便3次,柏油样黑便,伴头晕、

心悸、乏力,由家人送至医院急诊。查体:T 36.3℃,BP 86/50mmHg,P 113次/min,患者面色苍白、四肢湿冷、上腹部有轻压痛,肠鸣音亢进。初步考虑患者为十二指肠溃疡并发上消化道大出血。

14. 考虑该患者并发上消化道大出血的主要依据是（　　）。
    A. 头晕　　　　　　　　B. 血压下降、脉搏细速　　C. 心悸、乏力
    D. 排柏油样便　　　　　E. 面色苍白、四肢湿冷

15. 十二指肠溃疡大出血的常见部位是（　　）。
    A. 十二指肠球部　　　　B. 十二指肠水平部　　　　C. 十二指肠降部
    D. 十二指肠升部　　　　E. 十二指肠与空肠交界处

16. 初步估计该患者的失血量为（　　）。
    A. 300ml　　　　　　　B. 400ml　　　　　　　　C. 500ml
    D. 800ml　　　　　　　E. 1000ml

17. 目前该患者最主要的护理问题是（　　）。
    A. 体液不足　　　　　　B. 恐惧　　　　　　　　　C. 疼痛
    D. 有感染的危险　　　　E. 营养失调

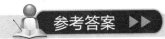

参考答案

一、名词解释

1. 消化性溃疡：由胃酸、胃蛋白酶所致的消化道溃疡,主要见于胃和十二指肠。
2. 急性溃疡穿孔：溃疡病灶向深部发展穿透浆膜层。常位于十二指肠前壁和胃前壁,穿孔后胃肠内容物渗入腹膜腔而引起急性弥漫性腹膜炎。

二、填空题

1. 幽门螺杆菌、非甾体类抗炎药,胃酸/胃蛋白酶。
2. 慢性过程、周期性发作、节律性上腹痛。
3. 出血、穿孔、幽门梗阻、癌变。

三、简答题

1. 答:

项　目	胃溃疡(GU)	十二指肠溃疡(DU)
常见部位	胃窦、胃小弯	十二指肠球部
胃酸分泌	正常或降低	增多
发病机制	防御/修复因素减弱	侵袭因素增强
发病年龄	中老年	青壮年
H. pylori检出率	80%～90%	90%～100%
疼痛特点	餐后1h疼痛—餐前缓解—进餐后1h再痛,午夜痛少见	餐前痛—进餐后缓解—餐后2～4h再痛—进食后缓解,午夜痛多见

2. 答:（1）降低胃酸的药物：包括碱性抗酸药和抑制胃酸分泌的药物如氢氧化铝、H_2受体拮抗剂和

质子泵抑制剂。

（2）保护胃黏膜药物如硫糖铝、枸橼酸铋钾、米索前列醇。

（3）根除幽门螺杆菌治疗。

（4）手术治疗：针对并发症治疗。

3. 答：（1）抗酸药应在饭后 1h 和睡前服用，片剂应嚼服，避免与奶制品同时服用。

（2）H_2 受体拮抗剂应在餐中或餐后即刻服用，和抗酸药同服时，两药应间隔 1h 以上。西咪替丁对雄激素受体有亲和力，可导致男性乳房发育和性功能障碍。

（3）质子泵抑制剂奥美拉唑可引起头晕，应嘱病人用药期间避免开车或避免从事高度集中注意力的工作。

（4）硫糖铝片应在进餐前 1h 服用，可有便秘、口干、皮疹、嗜睡等不良反应。

四、选择题

1	2	3	4	5	6	7	8	9	10	11	12	13	14	15	16	17
A	C	B	D	B	D	C	A	B	A	D	C	E	B	B	A	E

（张丽莉）

第四节 肝硬化病人的护理

一、名词解释

1. 肝硬化

2. 门静脉高压

二、填空题

1. 我国肝硬化最常见的病因是_____，其他病因还有_____、_____以及_____等。

2. 肝硬化最常见的并发症是_____，最严重的并发症是_____。肝硬化失代偿期最显著的临床表现是_____。

三、简答题

1. 肝硬化失代偿期肝功能减退的表现有哪些？

2. 肝硬化病人腹水的护理要点有哪些？

四、选择题（单选题）

A1 型题

1. 我国肝硬化最常见的病因是（　　）。

A. 胆汁淤积　　　　　　B. 循环障碍　　　　　　C. 血吸虫病

D. 病毒性肝炎   E. 酒精中毒
2. 肝硬化最常见的并发症是（   ）。
   A. 感染   B. 肝性脑病   C. 肝癌
   D. 上消化道出血   E. 肾功能衰竭
3. 肝硬化最严重的并发症是（   ）。
   A. 感染   B. 肝性脑病   C. 肝癌
   D. 上消化道出血   E. 肾功能衰竭

A2 型题

4. 病人男性，52岁，有乙型肝炎病史。查体：肝肋下3cm，脾脏肋下4cm。面颈部见蜘蛛痣。病人出现蜘蛛痣可能的原因是（   ）。
   A. 雄激素减少   B. 糖皮质激素减少   C. 雌激素增多
   D. 继发性醛固酮增多   E. 感染
5. 病人男性，62岁，肝硬化病史6年，因"呕血1天"入院。查体：面色苍白，精神萎靡，T 37.8℃，P 116次/min，R 22次/min，血压90/60mmHg。该病人目前存在的主要护理问题是（   ）。
   A. 体温升高   B. 潜在并发症：上消化道出血
   C. 活动无耐力   D. 体液不足
   E. 有受伤的危险
6. 病人男性，56岁，肝硬化病史10年。近半年来明显消瘦，右上腹部持续性疼痛，近1周来疼痛加剧前来就诊。查体：肝病面容，腹部膨隆，移动性浊音（＋），肝大，质硬，表面凹凸不平。考虑并发（   ）。
   A. 原发性肝癌   B. 腹膜炎   C. 上消化道出血
   D. 感染   E. 肝肾综合征

A3 型题

7、8题题干

病人，男性，56岁，既往有肝硬化病史10年，近1个月来腹胀明显，呼吸困难。查体：腹部膨隆，状如蛙腹，B超显示大量腹水。

7. 该病人每日进水量限制在（   ）。
   A. 200ml   B. 500ml   C. 800ml
   D. 1000ml   E. 1500ml
8. 病人发生腹水的主要原因是（   ）。
   A. 摄入过多   B. 肾功能衰竭
   C. 门脉高压和血浆白蛋白降低   D. 心力衰竭
   E. 钠盐摄入过多

9、10题题干

病人男性，45岁，肝硬化伴食管-胃底静脉曲张破裂出血入院。病人行为异常，有扑翼样震颤。

9. 应考虑病人并发（　　）。
　　A. 感染　　　　　　　　　B. 肝性脑病　　　　　　　C. 原发性肝癌
　　D. 上消化道出血　　　　　E. 脑出血

10. 目前该病人最主要的护理问题是（　　）。
　　A. 恐惧　　　　　　　　　B. 焦虑　　　　　　　　　C. 活动无耐力
　　D. 知识缺乏　　　　　　　E. 有受伤的危险

11～15题题干

病人，女性，65岁。肝硬化病史9年，5h前无明显诱因突然出现呕吐新鲜血，并排柏油样便，共约1500ml。查体：T 38℃，P 120次/min，R 23次/min，BP 86/48mmHg。神志淡漠。心率120次/min，律齐。两肺无殊。腹软、无肌卫；中上腹部轻压痛，无反跳痛；未扣及包块。生理反射存在，病理反射未引出。四肢湿冷。

11. 最可能的诊断是（　　）。
　　A. 并发下消化道出血　　　B. 并发胃溃疡　　　　　　C. 并发上消化道出血
　　D. 并发急性胃黏膜病变　　E. 并发十二指肠溃疡

12. 为明确诊断应采取的检查是（　　）。
　　A. 血管造影　　　　　　　B. 钡餐　　　　　　　　　C. 胃镜
　　D. 上腹部CT　　　　　　　E. 腹部超声

13. 应积极预防的是（　　）。
　　A. 高热　　　　　　　　　B. 感染　　　　　　　　　C. 肝性脑病
　　D. 出血量进一步增大　　　E. 肾功能衰竭

14. 如病人出现躁动不安，下列措施错误的是（　　）。
　　A. 应用乳果糖　　　　　　B. 防止舌咬伤　　　　　　C. 保持呼吸道通畅
　　D. 禁用吗啡类药物　　　　E. 肥皂水灌肠

15. 关于止血治疗错误的是（　　）。
　　A. 应用生长抑素　　　　　B. 急诊内镜对曲张静脉注射硬化剂
　　C. 急诊内镜对曲张静脉套扎　　　D. 急诊手术
　　E. 应用质子泵抑制剂

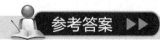

参考答案

一、名词解释

1. 肝硬化：由不同原因引起的慢性进行性弥漫性肝病。病理特点为广泛的肝细胞变性坏死、再生结节形成、纤维组织增生，正常肝小叶结构破坏和假小叶形成。临床主要表现是肝功能损害和门静脉高压。

2. 门静脉高压：肝硬化时，门静脉血流量增多且门静脉阻力升高，导致门静脉压力增高。其三大临床表现是脾大、侧支循环的建立和开放、腹水。

二、填空题

1. 病毒性肝炎，慢性酒精中毒、药物和化学毒物、非酒精性脂肪性肝炎。
2. 上消化道出血，肝性脑病，腹水。

三、简答题

1. 答：（1）全身症状和体征：肝病面容，一般状况较差，部分病人有发热。
（2）消化系统症状：食欲减退，腹胀不适、腹痛。
（3）出血倾向和贫血：鼻出血、牙龈出血、皮肤紫癜等。
（4）蜘蛛痣和肝掌：雌激素增多所致。
2. 答：（1）体位：多卧床休息，抬高下肢，大量腹水者可取半卧位，使膈肌下降，减轻呼吸困难。
（2）大量腹水者避免腹内压骤增，如剧烈咳嗽、用力排便等。
（3）限制水钠摄入，食盐 1.5~2g/天，水每天 1000ml 左右。
（4）使用利尿剂时应注意利尿速度不宜过快，每天体重减轻不超过 0.5kg，注意水电解质和酸碱平衡。
（5）腹腔穿刺放腹水的护理。
（6）注意观察腹水和下肢水肿的消长，准确记录出入量。

四、选择题

1	2	3	4	5	6	7	8	9	10	11	12	13	14	15
D	D	B	C	D	A	D	C	B	E	C	C	C	E	D

（张丽莉）

第五节 肝性脑部病人的护理

一、名词解释

1. 肝性脑病
2. 轻微肝性脑病

二、填空题

1. 根据意识障碍的程度、神经系统的体征和脑电图的改变，肝性脑病的临床过程分为_____、_____、_____和_____四期。
2. 肝性脑病的诱因常见的有_____、_____、_____、_____、_____、_____。
3. 肝性脑病的发病机制主要有_____、_____、_____和中毒等学说。

三、简答题

1. 减少肠内氮源性毒物生成和吸收的治疗要点有哪些？
2. 肝性脑病病人去除和避免诱发因素的护理包括哪些？
3. 肝性脑病病人蛋白质的摄入有哪些要求？

四、选择题（单选题）

A1 型题

1. 引起肝性脑病最常见的病因是（　　）。
   A. 上消化道出血　　　　　　B. 感染　　　　　　C. 高蛋白饮食
   D. 病毒性肝炎后肝硬化　　　E. 使用利尿剂

2. 肝性脑病早期的表现是（　　）。
   A. 嗜睡　　　　　　　　　　B. 性格和行为改变　　C. 反射亢进
   D. 巴彬斯基征阳性　　　　　E. 定向力障碍

3. 肝性脑病昏迷的病人清醒后的适宜饮食是（　　）。
   A. 温流质饮食　　　　　　　B. 植物蛋白质饮食　　C. 高蛋白、高维生素饮食
   D. 低盐饮食　　　　　　　　E. 禁食

4. 针对肝性脑病病人的护理措施，错误的是（　　）。
   A. 限制蛋白质摄入　　　　　B. 低热量饮食　　　　C. 清除肠内积血
   D. 生理盐水灌肠　　　　　　E. 口服50%的硫酸镁溶液导泻

5. 属于引起肝性脑病的假性神经递质是（　　）。
   A. 苯乙醇胺　　　　　　　　B. 酪氨酸　　　　　　C. 苯丙氨酸
   D. 苯乙胺　　　　　　　　　E. 酪胺

6. 肝硬化病人易于发生低血糖的原因不包括（　　）。
   A. 营养摄入不足　　　　　　B. 肝糖异生减少　　　C. 胰岛素灭活减少
   D. 肝糖原储备减少　　　　　E. 胰高糖素分泌增加

A2 型题

7. 病人，女性，46岁，肝硬化病史5年，2天前因腹水入院治疗，昨日大量利尿放腹水后出现肝性脑病。病人出现肝性脑病最主要的诱因是（　　）。
   A. 高蛋白饮食　　　　　　　B. 感染　　　　　　　C. 上消化道出血
   D. 大量放腹水　　　　　　　E. 使用降氨药物

8. 病人，男性，56岁，有肝硬化病史，突然出现神志恍惚，情绪低沉，口齿不清，嗜睡，护士应警惕病人可能出现了（　　）。
   A. 肝性脑病　　　　　　　　B. 肝炎　　　　　　　C. 呼吸衰竭
   D. 肝癌　　　　　　　　　　E. 脑水肿

9. 病人，男性，52岁，患肝硬化2年。因上消化道大出血后并发肝性脑病入院，入院后3天未解大便。应首选的措施是（　　）。
   A. 口服乳果糖　　　　　　　B. 给开塞露　　　　　C. 生理盐水灌肠
   D. 肥皂水灌肠　　　　　　　E. 清水灌肠

A3 型题

10~13 题题干

病人男性，50岁，因肝硬化食道静脉曲张、腹水入院治疗。放腹水后出现意识不清，呼之不醒，但压迫其眶上神经仍有痛苦表情。

10. 此时病人可能处于肝性脑病的（　　）。
   A. 前驱期　　　　　　　　B. 昏迷期　　　　　　　　C. 昏睡期
   D. 浅昏迷期　　　　　　　E. 深昏迷期

11. 目前给病人安排饮食合理的是（　　）。
   A. 低脂肪低热量　　　　　B. 无蛋白高热量　　　　　C. 低蛋白
   D. 高蛋白　　　　　　　　E. 限制含钾食物

12. 该病人昏迷的主要诱因是（　　）。
   A. 大量放腹水　　　　　　B. 上消化道出血　　　　　C. 肝硬化
   D. 高蛋白饮食　　　　　　E. 便秘

13. 该病人目前主要的护理诊断是（　　）。
   A. 有受伤的危险　　　　　B. 意识障碍
   C. 有皮肤完整性受损的危险　　D. 潜在的并发症：肝性脑病
   E. 活动无耐力

14~20 题题干

病人，男性，68岁，因"肝硬化食管静脉曲张、腹水"入院治疗。放腹水后出现精神错乱、昏睡，伴有扑翼样震颤、脑电图异常等肝性脑病表现。

14. 此时病人可能处于肝性脑病的哪一期。（　　）
   A. 前驱期　　　　　　　　B. 昏迷前期　　　　　　　C. 昏睡期
   D. 浅昏迷期　　　　　　　E. 深昏迷期

15. 肝性脑病前驱期的表现为（　　）。
   A. 语言不清，举止反常　　B. 计算力减退
   C. 轻度性格改变和行为失常　　D. 定向力减退
   E. 意识错乱，吐词不清

16. 目前给病人安排哪种饮食合适。（　　）
   A. 给予低蛋白饮食　　　　B. 保证总热量和糖类摄入　　C. 补充大量维生素A
   D. 给予富含粗纤维饮食　　E. 限制含钾食物摄入

17. 以下护理措施错误的是（　　）。
   A. 识别病人意识障碍的程度　　B. 监测生命体征　　　　　C. 增加植物蛋白质摄入
   D. 清醒后逐步增加蛋白质饮食　　E. 必要时加床挡、保护带

18. 为减少该病人肠道氨吸收，不正确的措施是（　　）。
   A. 生理盐水灌肠　　　　　B. 口服乳果糖　　　　　　C. 口服33%硫酸镁

D. 肥皂水灌肠　　　　　　E. 稀醋酸灌肠

19. 该病人意识清醒后有关蛋白质摄入的说法不正确的是（　　）。

A. 蛋白质从 20g/日逐渐增加　　B. 植物蛋白有利于质提高肠道 pH

C. 植物蛋白含支链氨基酸高　　D. 植物蛋白有利于氨排出

E. 植物蛋白芳香氨基酸较少

20. 如该病人出现抽搐、烦躁，除下列哪种药物外均不可使用。（　　）

A. 吗啡　　　　　　　　B. 杜冷丁（哌替啶）　　C. 地西泮

D. 艾司唑仑　　　　　　E. 异丙嗪

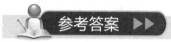

参考答案

一、名词解释

1. 肝性脑病：指严重肝病引起的、以代谢紊乱为基础的中枢神经系统功能失调的综合征，其主要临床表现是意识障碍、行为失常和昏迷。

2. 轻微肝性脑病：有严重肝病尚无明显的肝性脑病临床表现，而用精细的智力试验和电生理检测可发现异常者。

二、填空题

1. 前驱期、昏迷前期、昏睡期、昏迷期。

2. 上消化道出血、高蛋白饮食、大量排钾利尿和放腹水、催眠镇静药物和麻醉药、便秘、感染。

3. 氨中毒学说、神经递质、色氨酸。

三、简答题

1. 答：（1）灌肠和导泻：生理盐水和弱酸性溶液灌肠，口服或鼻饲 25% 硫酸镁 30～60ml 导泻。

（2）口服抗生素抑制肠道细菌的生长。

（3）口服乳果糖，降低肠道 pH，抑制细菌生长，减少氨的吸收。

（4）益生菌制剂维护肠道正常菌群，减少毒素的吸收。

2. 答：（1）清除胃肠道内积血，减少氨的吸收。

（2）避免快速利尿和大量放腹水。

（3）避免应用催眠镇静、麻醉药。

（4）防治和控制感染。

（5）保持排便通畅，防止便秘。

3. 答：（1）急性期首日应禁止蛋白质饮食，给予葡萄糖保证能量供应，昏迷者可鼻饲。

（2）慢性肝性脑病病人无禁食蛋白质必要，摄入量 1.5g/（kg·天）。

（3）口服或静脉使用支链氨基酸制剂。

（4）植物和奶制品蛋白优于动物蛋白。

四、选择题

1	2	3	4	5	6	7	8	9	10	11	12	13	14	15	16	17	18	19	20
D	C	B	B	A	E	D	A	C	D	B	A	B	C	C	B	C	D	B	E

（张丽莉　陈宽林）

第六节 原发性肝癌病人的护理

一、名词解释

1. 甲胎蛋白
2. 原发性肝癌

二、填空题

1. 肝癌的主要病因有_____、_____、_____。
2. 肝癌最常见的症状是_____，其性质为_____。
3. 肝癌转移至肺可引起_____，胸膜转移可有_____。

三、简答题

1. 肝癌的转移途经有哪些？
2. 肝癌病人的护理诊断有哪些？

四、选择题（单选题）

A1 型题

1. 原发性肝癌的病因不包括（　　）。
   A. 黄曲霉素　　　　　　B. 肝硬化　　　　　　C. 肝脓肿
   D. 亚硝胺类致癌物　　　E. 病毒性肝炎
2. 原发性肝癌肝外血行转移最多见于（　　）。
   A. 肺　　　　　　　　　B. 胰腺　　　　　　　C. 骨
   D. 胃　　　　　　　　　E. 脑
3. 原发性肝癌最常见的症状是（　　）。
   A. 肝脏进行性肿大　　　B. 贫血　　　　　　　C. 上消化道出血
   D. 肝区疼痛　　　　　　E. 腹水和黄疸
4. 最有助于诊断原发性肝癌的实验室检查指标是（　　）。
   A. CEA　　　　　　　　B. AFP　　　　　　　C. rGP
   D. AAT　　　　　　　　E. ALK

A2 型题

5. 男性，50岁，肝癌早期行肝叶切除术，术后病情平稳后，应（　　）。
   A. 半卧位，不限制活动　　B. 平卧位，尽早活动　　C. 半卧位，避免过早活动
   D. 半卧位，尽早活动　　　E. 取平卧位，避免过早活动
6. 男性，43岁，原发性肝癌病人。突然主诉腹痛并伴有腹膜刺激征，最有可能出现的

并发症是（　　）。

A. 上消化道出血　　B. 癌肿破裂出血　　C. 急性腹膜炎
D. 肝性脑病　　E. 急性胃穿孔

A3 型题

7～10 题题干

男性，45 岁。肝硬化病人，近 2 个月发热，右肋下疼痛，肝肋下 3cm，质硬轻触痛，脾肋下一指，先后两次查 AFP，分别为 $200\mu g/L$ 和 $600\mu g/L$。

7. 该病人最大可能是（　　）。

A. 肝硬化并肝癌　　B. 肝硬化并自发性腹膜炎　　C. 肝硬化并肝脓肿
D. 急性胆囊炎　　E. 急性活动性肝炎

8. 该病人肝癌定位检查中首选的方法是（　　）。

A. 选择性腹腔动脉造影术　　B. CT　　C. AFP 测定
D. B 超　　E. 肝穿刺针吸细胞检查

9. 早期原发性肝癌最主要的治疗方法是（　　）。

A. 基因治疗　　B. 肝移植术　　C. 肝动脉栓塞化疗
D. 免疫治疗　　E. 肝叶切除术

10. 肝癌病人术前准备措施，为改善凝血功能，应肌内注射（　　）。

A. 维生素 K_1　　B. 维生素 B_{12}　　C. 维生素 B_1
D. 维生素 C　　E. 维生素 D

11～14 题题干

病人男性，50 岁，右上腹胀痛 3 个月伴黄疸 3 周。体检：肝肋下 3 cm，剑突下 4cm，质硬，移动性浊音（＋）。B 超：肝内有一占位性病变。

11. 最可能的诊断为（　　）。

A. 肝癌　　B. 肝硬化　　C. 细菌性肝脓肿
D. 胆总管结石　　E. 肝炎

12. 最有助于诊断的检查是（　　）。

A. 乙肝五项检查　　B. 腹部 X 线检查　　C. 肝功能检查
D. 甲胎蛋白＋B 超检查　　E. CT 检查

13. 病人接受介入治疗前，以下护理措施错误的是（　　）。

A. 备好所需物品及药品　　B. 穿刺处皮肤准备
C. 纠正低蛋白血症　　D. 术前禁食 12h
E. 了解出凝血时间、血象、肝肾功能、心电图等检查结果

14. 关于原发性肝癌的术后护理措施错误的是（　　）。

A. 术后 48h，可取半卧位　　B. 禁食　　C. 鼓励病人早期活动
D. 胃肠减压　　E. 逐步给予流质、半流质饮食

15~16题题干

男性，52岁，肝癌早期行肝叶切除术，术后病情平稳。

15. 该病人的术后护理措施不正确的是（　　）。
   A. 鼓励早期下床活动　　　　B. 半卧位　　　　C. 吸氧3~4天
   D. 给予静脉补充营养　　　　E. 早期禁食，胃肠减压

16. 肝叶切除术后病人不宜早期下床活动的主要原因是（　　）。
   A. 有利于病人恢复体力　　　B. 防止肝性脑病　　　C. 防止肝断面出血
   D. 有利于病人伤口愈合　　　E. 防止肝性脑病

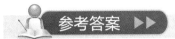

一、名词解释

1. 甲胎蛋白：是广泛应用于肝癌普查、诊断、判断治疗效果和预测复发的癌肿标志物之一。其浓度通常与肝癌大小呈正相关。

2. 原发性肝癌：指肝细胞或肝内胆管细胞发生的癌，为我国常见恶性肿瘤之一。

二、填空题

1. 病毒性肝炎、肝硬化、黄曲霉毒素。

2. 肝区疼痛，持续性钝痛或胀痛。

3. 咳嗽和咯血，胸痛和血性胸水。

三、简答题

1. 答：肝癌可经血行转移、淋巴转移、种植转移造成癌细胞的扩散。血行转移发生最早、最常见，是肝癌切除术后早期复发的主要原因。肝癌容易侵犯门静脉而引起癌栓，脱落后在肝内引起多发性转移灶。肝外血行转移以肺最常见。

2. 答：(1) 疼痛：肝区痛，与肿瘤生长迅速，肝包膜被牵拉有关。

(2) 悲伤：与病人知道疾病预后不佳有关。

(3) 营养失调：与恶性肿瘤对机体的慢性消耗、化疗所致胃肠道反应有关。

(4) 潜在并发症：上消化道出血、肝性脑病。

(5) 有感染的危险：与长期消耗及化疗、放疗导致白细胞减少、抵抗力减弱有关。

四、选择题

1	2	3	4	5	6	7	8	9	10	11	12	13	14	15	16
C	A	D	B	C	B	A	D	E	A	A	D	D	C	A	C

（张丽莉）

第七节　上消化道大出血病人的护理

一、名词解释

1. 上消化道大出血

2. 柏油样便

二、填空题

1. 每日上消化道出血量大于_____ml时，粪便隐血试验阳性；出血量大于_____ml时，出现黑便；出血量大于_____ml时，出现呕血；出血量大于_____ml时，可出现头晕、心悸、乏力等症状；出血量大于_____ml时，可出现周围循环衰竭的表现。

2. 引起上消化道出血的常见病因有_____、_____、_____、_____。

三、简答题

1. 上消化道出血病人病情观察中对于继续或再次出血的判断很重要，有哪些迹象提示继续或再次出血？

2. 上消化道大出血时，周围循环衰竭的表现有哪些？

四、选择题（单选题）

A1 型题

1. 上消化道出血的特征性表现是（   ）。
   A. 氮质血症　　　　　　B. 发热　　　　　　　C. 失血性周围循环衰竭
   D. 呕血与黑便　　　　　E. 意识模糊

2. 上消化道出血最常见的病因是（   ）。
   A. 消化性溃疡　　　　　B. 胆道疾病　　　　　C. 急性糜烂性胃炎
   D. 贲门黏膜撕裂症　　　E. 肝硬化食管-胃底静脉曲张

3. 插管三腔二囊管适用于哪种疾病的出血。（   ）
   A. 胃溃疡　　　　　　　B. 十二指肠溃疡　　　C. 慢性胃炎
   D. 胃癌　　　　　　　　E. 食管-胃底静脉曲张破裂

4. 上消化道大出血是指短期内出血量多于（   ）。
   A. 500ml　　　　　　　 B. 750ml　　　　　　 C. 1000ml
   D. 1250ml　　　　　　　E. 1500ml

A2 型题

5. 王某，男性，50岁。十二指肠溃疡伴少量出血无呕吐时，应采取的护理措施是（   ）。
   A. 静脉注射垂体后叶素　B. 少量温凉流质　　　C. 冰水洗胃
   D. 随意饮食　　　　　　E. 禁食

6. 病人男性，诊断为肝硬化、上消化道大出血。在使用三腔二囊管的过程中，错误的做法是（   ）。
   A. 插管后，先向胃气囊充气　　　　　　B. 经常抽吸胃内容物

C. 唾液、痰液不宜下咽
D. 置管48～72h后，如无出血即可拔管
E. 拔管前吞服适量液状石蜡

A3 型题

7～10题题干

病人男性，47岁。有肝硬化病史10年，2h前因劳累突然出现恶心、呕吐，呕出咖啡色液体约1500ml，伴头晕、心慌，急诊收住院。体格检查：血压85/50mmHg，急性痛苦面容，面色苍白，四肢厥冷，腹部平软，肝肋下未及，脾肋下2.5cm。

7. 该病人目前存在的最主要的护理诊断是（　　）。
   A. 恐惧　　　　　　　　B. 体液不足　　　　　C. 活动无耐力
   D. 有窒息的危险　　　　E. 有感染的危险

8. 此时护士首先应采取的措施是（　　）。
   A. 准备急救用品和药物　　B. 迅速配血备用
   C. 去枕平卧，头偏向一侧　D. 遵医嘱应用止血药物
   E. 开放静脉

9. 使用三腔二囊管压迫止血期间，病人突然出现躁动、发绀、呼吸困难，此时应立即（　　）。
   A. 报告医生　　　　　　B. 吸氧　　　　　　　C. 应用呼吸兴奋剂
   D. 应用镇静药物　　　　E. 放去气囊内气体

10. 该病人出血后容易诱发（　　）。
    A. 窒息　　　　　　　　B. 猝死　　　　　　　C. 肝性脑病
    D. 肾功能衰竭　　　　　E. 电解质紊乱

11～16题题干

某男，48岁，"慢性活动性肝炎10年，肝硬化2年"。因"呕鲜红色血800ml，黑便2次约300ml"急诊入院。入院查：T 37.9℃、P 122次/min、BP 130/60mmHg。精神萎靡。肤色蜡黄，无出血点、瘀斑、蜘蛛痣。巩膜轻度黄染。心率122次/min、律齐。脉搏细速。两肺呼吸音清晰，未闻及干湿性啰音。腹软、无肌卫。上腹部轻压痛，无反跳痛。未扪及包块。肝脾肋下未及。生理反射存在，病理反射未引出。四肢湿冷。

11. 为明确诊断，首选的检查是（　　）。
    A. X线检查　　　　　　B. 腹部B超　　　　　C. 胃镜
    D. 腹部CT　　　　　　E. 结肠镜

12. 下列哪项护理措施不妥。（　　）
    A. 去枕平卧，头偏向一侧　B. 密切观察生命体征及神志变化
    C. 流质饮食　　　　　　　D. 建立静脉通路　　　E. 备好三腔二囊管待用

13. 下列哪项临床表现是该病人上消化道出血停止的指标。（　　）
    A. 柏油样便变稀　　　　B. 大便次数减少、颜色变浅

C. 肠鸣音亢进 D. 口渴

E. 尿量减少

14. 下列实验室检查结果除（　　）外提示出血活动停止（　　）。

A. 血红蛋白浓度稳定 B. 网织红细胞停止升高

C. 血肌酐、尿素氮平稳 D. 尿比重持续升高

E. 血氨水平下降

15. 针对该病人进行三腔二囊管插管治疗后，不正确的护理措施是（　　）。

A. 定时测定气囊内压 B. 出血停止后可立即拔管

C. 持续压迫时间不应超过24h D. 每日应放气15～30min

E. 放气前应口服液体石蜡20～30ml

16. 三腔二囊管留置中病人突然出现呼吸困难，不正确的护理措施是（　　）。

A. 立即剪断管子 B. 放出囊内气体 C. 立即进行气管插管

D. 放气后立即拔管 E. 拔管后给予吸氧

17～20题题干

男性28岁，因"饮酒后突发上腹痛2h"以"消化性溃疡"收住入院。既往有消化性溃疡病史，否认有肝炎病史。住院期间由于饮食不当并发出血，呕血一次约100ml，并解黑便一次约350g，并伴有头晕。

17. 下列护理措施不当的是（　　）。

A. 迅速建立静脉通路 B. 冰盐水洗胃 C. 应用三腔二囊管

D. 暂禁食 E. 观察粪便颜色及量

18. 该病人出血量至少在（　　）。

A. 250ml B. 50ml C. 75ml

D. 5ml E. 1000ml

19. 该病人急查血常规，不符合疾病特点的是（　　）。

A. 红细胞平均血红蛋白浓度下降 B. 网织红细胞升高 C. 红细胞比容正常

D. 白细胞总数升高 E. 血红蛋白<120g/L

20. 如果出血停止，每日一次大便，通常（　　）分辨颜色恢复正常。

A. 2天 B. 3天 C. 24h

D. 一周 E. 4天

参考答案

一、名词解释

1. 上消化道大出血：指屈氏韧带以上的消化道，包括食管、胃、十二指肠、胰、胆等病变引起的出血，出血量在数小时内超过1000ml或循环血容量的20%。

2. 柏油样便：上消化道或小肠出血在肠腔内停留的时间较长，因红细胞破坏后，血红蛋白在肠道内与硫化物结合形成硫化铁，使粪便呈黑色，且大便表面附有黏液而发亮，类似柏油，故称柏油便。

二、填空题

1. 5～10、50～100、250～300、400～500、1000。
2. 消化性溃疡、食管-胃底静脉曲张破裂、胃癌、急性糜烂出血性胃炎。

三、简答题

1. 答：反复呕血，呕吐物由咖啡色转为鲜红色；黑便次数增多且粪质稀薄，色泽转为暗红色，伴肠鸣音亢进；周围循环衰竭的表现经充分补液、输血而未改善，或好转后又恶化，血压波动，中心静脉压不稳定；血红蛋白浓度、红细胞计数、血细胞比容持续下降，网织红细胞计数持续升高；在补液足够、尿量正常的情况下，血尿素氮持续或再次增高；门脉高压的病人原有脾大，出血后脾脏未恢复肿大。

2. 答：出血性休克早期表现为脉搏细速、脉压变小，血压因代偿作用可正常或一过性偏高。出现休克状态时，病人表现为面色苍白、口唇发绀、呼吸急促、皮肤湿冷；精神萎靡、烦躁不安，重者出现意识模糊、休克；收缩压下降至80mmHg以下、脉压小于25～30mmHg、心率加快至120次/min以上；尿量减少。

四、选择题

1	2	3	4	5	6	7	8	9	10	11	12	13	14	15	16	17	18	19	20
D	A	E	C	B	D	B	E	E	C	C	C	B	D	B	C	C	A	A	B

（马蕊）

第八节 溃疡性结肠炎病人的护理

一、名词解释

溃疡性结肠炎

二、填空题

溃疡性结肠炎消化系统主要表现为_____、_____、_____。

三、简答题

如何对溃疡性结肠炎病人进行饮食指导？

四、选择题（单选题）

A1 型题

1. 溃疡性结肠炎最常见的临床表现为（　　）。
   A. 腹痛　　　　　　　　B. 腹泻　　　　　　　　C. 腹水
   D. 腹胀　　　　　　　　E. 发热
2. 溃疡性结肠炎病人最常见的护理诊断是（　　）。
   A. 体液不足　　　　　　B. 知识缺乏　　　　　　C. 焦虑
   D. 腹泻　　　　　　　　E. 有皮肤完整性受损的危险

3. 轻中型溃疡性结肠炎治疗的首选药物是（　　）。
   A. 肾上腺糖皮质激素　　B. 水杨酸偶氮磺吡啶　　C. 免疫抑制剂
   D. 阿司匹林　　E. 乳酸杆菌制剂
4. 溃疡性结肠炎所致腹泻特点为（　　）。
   A. 大便多呈糊状，质稀薄，色鲜红不伴里急后重
   B. 大便不成形，柏油样便
   C. 白陶土样便，不伴里急后重
   D. 米泔水样便，伴里急后重
   E. 大便多呈糊状，混有黏液、脓血，里急后重常见

A2 型题

5. 病人男性，20岁。左下腹隐痛伴脓血便2年，加重3个月，诊断为"溃疡性结肠炎"。下列护理措施不正确的是（　　）。
   A. 指导病人合理休息与活动，注意劳逸结合　　B. 嘱病人便后用温水清洗肛周皮肤
   C. 密切观察病情，了解病情发展　　D. 遵医嘱给予柳氮磺吡啶
   E. 给予病人富含营养、高纤维食物

A3 型题

6~8 题题干
女，50岁。慢性腹泻2年，大便每天4~5次，常带少量脓血，大便培养阴性。
6. 为明确诊断，首选的检查是（　　）。
   A. 腹部 B 超　　B. 腹部 CT　　C. 结肠镜
   D. 胃镜　　E. 粪便隐血试验
7. 对于该病人的饮食指导，下列正确的是（　　）。
   A. 高蛋白、高维生素、高热量普食　　B. 多食水果及纤维多的蔬菜
   C. 多食牛奶及乳制品　　D. 可进食冷饮
   E. 无渣流质或半流质饮食
8. 该病人突然出现腹痛加剧，下腹部压痛阳性，但无反跳痛肌卫，肠鸣音减弱。最有可能的情况是（　　）。
   A. 中毒型巨结肠　　B. 急性肠穿孔　　C. 肠梗阻
   D. 大出血　　E. 癌变

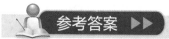

一、名词解释

溃疡性结肠炎：是一种原因不明的直肠和结肠慢性非特异性炎症性疾病。

二、填空题

腹痛、腹泻、黏液脓血便。

三、简答题

答：指导病人食用质软、易消化、少纤维、营养丰富的食物。避免食用冷饮、水果、多纤维的蔬菜及刺激性食物。病情严重者应禁食，按医嘱给予静脉营养。

四、选择题

1	2	3	4	5	6	7	8
B	D	B	E	E	C	E	A

（马蕊）

第九节 消化系统常见诊疗技术的护理

一、名词解释

1. 上消化道内镜检查
2. 腹腔穿刺术

二、填空题

腹腔穿刺的穿刺点一般选择在_____。

三、简答题

如何对病人进行腹腔穿刺术前和术后护理？

四、选择题（单选题）

A1 型题

1. 关于纤维结肠镜检的术前准备表述不正确的是（   ）。
   A. 检查前2～3天进少渣饮食　　B. 检查前1天进流质饮食　　C. 检查前4h清洁肠道
   D. 检查前1天晚上清洁灌肠　　　E. 术前半小时肌注阿托品

2. 为确诊上消化道出血的病因，首选的检查方法是（   ）。
   A. 大便隐血试验　　　　　　　B. X线钡餐造影　　　　　　C. 内镜检查
   D. 选择性动脉造影　　　　　　E. 吞线试验

3. 对进行胃镜检查的病人，下列护理措施不正确的是（   ）。
   A. 告诉病人检查后咽部不适会自行消失
   B. 检查后观察有无黑便、消化道穿孔等并发症　　C. 检查后无需禁食，可进少量流质
   D. 检查前禁食12h　　　　　　　　　　　　　　E. 检查前协助病人摘除假牙

4. 行纤维胃镜检查时病人的体位是（　　）。
   A. 仰卧位　　　　　　　　B. 平卧位头偏向一侧　　　C. 左侧卧位
   D. 右侧卧位　　　　　　　E. 头低足高位

5. 纤维结肠镜检查时病人的体位是（　　）。
   A. 左侧卧位，双腿屈曲　　　　　　　B. 左侧卧位，臀部抬高
   C. 去枕平卧，头偏向一侧　　　　　　D. 截石位
   E. 膝胸卧位

6. 不适合做纤维结肠镜检查的情况是（　　）。
   A. 原因不明的消化道出血　　　B. 慢性腹泻久治不愈　　　C. 肠道内肿块性质未定
   D. 重症溃疡性结肠炎　　　　　E. 钡餐造影发现肠内可疑病变，不能定性

A3 型题

7~9 题题干

王某，50 岁，男性。既往有肝硬化病史 10 余年，近 2 个月来感腹胀明显，伴心慌、气短、呼吸困难。查体：腹部膨隆，蛙状腹。腹部 B 超提示大量腹水。

7. 第一次腹腔穿刺放液，放液量应控制在（　　）以下。
   A. 500ml　　　　　　　B. 1000ml　　　　　　　C. 1500ml
   D. 2000ml　　　　　　E. 3000ml

8. 关于腹腔穿刺放液术后护理措施表述错误的是（　　）。
   A. 观察穿刺点有无渗液　　　　B. 密切观察性格和意识状态的变化
   C. 如有腹水外溢，及时更换敷料　　D. 防止伤口感染
   E. 平卧休息 4h

9. 腹腔穿刺放液后腹部束以多头腹带，目的是为了防止（　　）。
   A. 腹压骤降，引起休克　　　　B. 腹水再生
   C. 腹压下降，引起心脏移位　　D. 腹腔内脏下垂
   E. 腹壁皮肤松弛

参考答案

一、名词解释

1. 上消化道内镜检查：亦称胃镜检查，包括食管、胃、十二指肠的检查。
2. 腹腔穿刺术：用穿刺技术抽取腹腔液体，以明确腹水性质、降低腹腔压力或向腹腔内注射药物的方法。

二、填空题

左下腹部脐与髂前上棘连线中外 1/3 交点处。

三、简答题

答：(1) 术前：向病人解释腹腔穿刺的目的、方法及操作中可能出现的不适，一旦出现立即告知术者；

检查前嘱病人排空膀胱；测量腹围、脉搏、血压。

（2）术后：嘱病人卧床休息8～12h；测量腹围；观察病人血压、脉搏；观察穿刺部位有无渗液、渗血，腹部有无压痛、反跳痛和腹肌紧张等体征。

四、选择题

1	2	3	4	5	6	7	8	9
D	C	C	C	A	D	B	E	A

（马蕊）

第五章 内分泌与代谢性疾病病人的护理

第一节 概述、常见症状与体征的护理

一、名词解释

1. 内分泌
2. 激素
3. APUD 细胞

二、填空题

1. 内分泌系统由特定组织和形态结构的_____、分散于机体各部位具有内分泌功能的_____和_____构成。其产物经由血液、_____转运而发挥作用。
2. 外周腺体包括_____、_____、_____、_____、_____和神经-内分泌细胞。其中_____兼具有内外分泌功能。

三、简答题

简述常见面容改变类型及其常见原因。

四、选择题（单选题）

A1 型题

1. 具有调节免疫功能的腺体是（　　）。
   A. 卵巢　　　　　　　B. 甲状腺　　　　　　C. 睾丸
   D. 胸腺　　　　　　　E. 松果体
2. 最大的内分泌腺是（　　）。
   A. 甲状旁腺　　　　　B. 胰腺　　　　　　　C. 甲状腺
   D. 卵巢　　　　　　　E. 肾上腺

3. 下列细胞产生并分泌降钙素的是（   ）。
   A. 甲状腺滤泡旁细胞（C细胞）　　B. 甲状旁腺主细胞
   C. 甲状腺滤泡细胞　　　　　　　　D. 甲状旁腺嗜酸性细胞
   E. 嗜铬细胞
4. 除下列哪项外均属于腺体功能亢进的表现。（   ）
   A. Graves病多食、易饥　　　B. 胰岛素瘤反复低血糖　　C. 黏液性水肿
   D. 巨人症　　　　　　　　　　E. 腺垂体泌乳素瘤导致的闭经、泌乳
5. 下列外形改变与疾病之间关系表述不正确的是（   ）。
   A. 肢端肥大症—腺垂体GH瘤　　B. 突眼—甲状腺功能亢进症
   C. 满月面容—Cushing综合征　　D. 皮肤黏膜色素沉着—Addison病
   E. 毛发稀疏脱落—甲状旁腺功能亢进
6. 除下列哪项外均属于内分泌腺体（细胞）。（   ）
   A. 松果体　　　　　B. 胸腺　　　　　　C. 唾液腺
   D. 黄体细胞　　　　E. 睾丸间质细胞
7. 除下列哪项外均参与糖代谢。（   ）
   A. 甲状腺　　　　　B. 胰腺　　　　　　C. 肾上腺
   D. 下丘脑　　　　　E. 甲状旁腺
8. 不属于下丘脑分泌的激素是（   ）。
   A. 黄体生成素　　　　　　　　B. 催乳素释放抑制因子
   C. 促甲状腺激素释放激素　　　D. 促肾上腺皮质激素释放激素
   E. 促黑激素释放因子

参考答案

一、名词解释

1. 内分泌：分布于机体的腺体、内分泌细胞所产生的物质，不经过特殊管道排泌，而是通过血液、组织液传递信息，此类分泌方式称为内分泌。

2. 激素：由内分泌腺体、组织、细胞所产生的产物，经由组织液、血液传递，在局部、远离内分泌腺体部位以及全身发挥作用，此类物质统称为激素（hormone）。

3. APUD细胞：分布在胃肠道、胰腺、肾上腺髓质等处的细胞，内含有胺或具有摄取胺作为前体物质进行脱羧反应的能力，因而统称为APUD细胞（amine precursor uptake and decarboxylation cell）。

二、填空题

1. 内分泌腺体、组织、细胞，组织液。
2. 甲状腺、甲状旁腺、胰腺、肾上腺、性腺、胰腺。

三、简答题

答：（1）肢端肥大症面容：见于GH分泌过多，头颅大、面部长、眉弓及两颧隆起、下颌增大前突、唇舌肥厚、耳鼻增大。

（2）满月面容：面如满月、皮肤发红多血质、毛发浓密、常伴有痤疮，见于库欣综合征。

(3) 甲亢面容：表情惊愕、眼裂增宽、眼球突出、目光炯炯有神，见于甲状腺功能亢进症。

(4) 黏液水肿面容：颜面非压陷性浮肿、面色苍白、目光呆滞、表情呆板、反应迟钝、眉毛及头发稀疏，见于甲状腺功能减退症。

四、选择题

1	2	3	4	5	6	7	8
D	C	A	C	E	C	E	A

（陈宽林）

第二节 腺垂体功能减退症病人的护理

一、名词解释

1. 席汉综合征（Sheehan syndrome）
2. 西蒙病（Simmonds' disease）

二、填空题

1. 腺垂体功能减退症主要表现为_____、_____和_____三大腺体功能减退。
2. 腺垂体功能减退症病人激素替代治疗的基本原则是_____、_____。

三、简答题

1. 简述腺垂体危象的临床表现。
2. 作为护理工作者，对腺垂体危象病人应做好哪些护理措施？

四、选择题（单选题）

A1 型题

1. 产后大出血后最早而明显受累的靶腺是（　　）。
   A. 肾上腺　　　　　　　　　B. 胸腺　　　　　　　　　C. 性腺
   D. 甲状腺　　　　　　　　　E. 甲状旁腺

2. 关于腺垂体功能减退症，不正确的说法是（　　）。
   A. 单一激素缺乏型以生长激素（GH）缺乏多见
   B. 性腺功能减退最早
   C. 产后垂体出血引起者谓之 Sheehan 综合征
   D. 肾上腺皮质功能减退较早
   E. Sheehan 综合征最早表现为泌乳减少

3. Sheehan 综合征病人最早出现的表现是（　　）。

A. 产后无乳　　　　　　　　B. 产后阴毛脱落　　　　　C. 产后怕冷、乏力
D. 乳晕变淡　　　　　　　　E. 低血糖

4. 不符合腺垂体功能减退症临床特点的是（　　）。
A. 儿童身材矮小　　　　　　B. 皮肤、齿龈色素沉着　　C. 月经紊乱
D. 阳痿　　　　　　　　　　E. 低钠血症

A2 型题

5. 低体温型垂体危象者除补充糖皮质激素外，必须补充下列激素的是（　　）。
A. GH　　　　　　　　　　　B. 甲状腺激素　　　　　　C. TSH
D. 促性腺激素　　　　　　　E. 9α-氟氢可的松

6. 垂体功能减退症者可以应用的药物是（　　）。
A. 地西泮　　　　　　　　　B. 氯丙嗪　　　　　　　　C. 吗啡
D. 普鲁卡因　　　　　　　　E. 马来酸氯苯那敏

A3 型题

7、8 题题干

女性，42 岁。第二胎产后大出血出现"无乳，怕冷、食欲下降，记忆力减退，性欲减退，偶尔心悸、出汗伴头晕"，诊断为"Sheehan 综合征"。

7. 下列激素替代治疗顺序正确的是（　　）。
A. 糖皮质激素-催乳素-甲状腺激素　　　B. 糖皮质激素-性激素-甲状腺激素
C. 甲状腺激素-糖皮质激素-性激素　　　D. 糖皮质激素-甲状腺激素-性激素
E. 甲状腺激素-性激素-糖皮质激素

8. "心悸、出汗伴头晕"与下列靶腺功能减退有关的是（　　）。
A. 甲状腺　　　　　　　　　B. 肾上腺皮质　　　　　　C. 卵巢
D. 胰腺　　　　　　　　　　E. 肾上腺髓质

9、10 题题干

男性 28 岁，已婚已育。"腺垂体瘤"微创手术治疗后 6 个月余，出现性欲下降、勃起障碍、阴毛脱落。诊断为"腺垂体功能减退症（术后）"。

9. 针对该病人主要解决方案是（　　）。
A. 应先行补充糖皮质激素以防腺垂体危象
B. 拟序贯补充性激素治疗，以促精子发育
C. 如有甲状腺功能减低补充甲状腺激素前先行补充糖皮质激素
D. 单纯雄激素替代治疗，以改善生活质量
E. 人绒毛膜促性腺激素联合人绝经后促性腺激素

10. "性欲下降、勃起障碍、阴毛脱落"主要与下列腺体功能改变有关的是（　　）。
A. 睾丸　　　　　　　　　　B. 甲状腺　　　　　　　　C. 肾上腺皮质

D. 肾上腺髓质　　　　　　　　E. 下丘脑视上核

A4 型题

11~14 题题干

女性，46 岁，护士，已婚已育。因"意识障碍半小时"入院。1 年半前"产后大出血"，产后半年左右反复出现"头晕、心悸、出汗"诊断为"Sheehan 综合征"，予以"氢化可的松 40mg"每日一次，一周前自行停药。查体：T＜35℃（直肠）、P 52 次/min、R 15 次/min、BP 90/52mmHg。意识模糊。毛发分布正常，无稀疏脱落。皮肤颜色浅，无色素沉着。压眶反射存在。颈软、无抵抗。双瞳孔等大、等圆，对光反射减弱。甲状腺未及肿大，未闻血管杂音。颈静脉未见怒张。心前区无震颤，心界不大，心音低钝，心率 52 次/min，律齐。两肺无殊。腹软，肝脾未及。四肢无水肿。四肢肌张力降低。生理反射减弱，病理反射未引出。外阴发育正常，阴毛分布正常。肛门、直肠未检。实验室检查：血、尿常规无异常，尿酮体阴性。快速血糖 3.2mmol/L。ECG 示"窦性心动过缓、低电压"。

11. 最主要临床诊断是（　　）。
    A. 黏液性水肿昏迷　　　　B. 低血糖昏迷　　　　C. 腺垂体危象
    D. 肾上腺危象　　　　　　E. 腺垂体卒中
12. 首先应当补充的是（　　）。
    A. 甲状腺激素　　　　　　B. 盐皮质激素　　　　C. 促肾上腺皮质激素
    D. 糖皮质激素　　　　　　E. 葡萄糖
13. 正确的护理措施不包括（　　）。
    A. 迅速建立有效静脉通路　　B. 保持呼吸道通畅　　C. 物理保温
    D. 鼻饲左甲状腺素　　　　　E. 静脉注射氢化可的松
14. 出院指导重点在于（　　）。
    A. 养成规律的生活习惯
    B. 强调坚持终身糖皮质激素替代、不得自行停药、定期复诊
    C. 高蛋白、高热量饮食
    D. 预防感染、应激
    E. 保持乐观心态、积极参与力所能及活动

参考答案

一、名词解释

1. 席汉综合征（Sheehan syndrome）：妊娠期腺垂体增生肥大、血供丰富，围产期由于胎盘早剥、滞留或宫缩乏力引起大出血、休克或血栓形成，导致腺垂体缺血坏死、坏死后纤维化，引起的垂体功能减退。
2. 西蒙病（Simmonds' disease）：成年人与生产无关的腺垂体功能减退症。

二、填空题

1. 性腺、甲状腺、肾上腺。

2. 缺什么补什么、先糖皮质激素后其他激素。

三、简答题

1. 答：（1）单一型：以某一种症状为主要表现。

① 低血糖型：轻者表现为饥饿、面色苍白、出汗、心慌、焦虑、颤抖，重者头痛、视物模糊或复视、手或嘴唇麻木、思维障碍、精神异常，直至意识模糊、昏迷，此时血糖多数＜2.7mmol/L。

② 体温异常型：直肠温度通常＜30℃；高热型直肠温度＞40℃。

③ 循环衰竭型：与肾上腺皮质功能减退危象相似。

④ 水中毒型：细胞外液低渗状态致细胞内水分增多、细胞功能障碍，以神经系统表现最为明显，如衰弱、无力、恶心呕吐、嗜睡、精神异常、抽搐、昏迷。

（2）混合型：为上述各型的组合表现。

2. 答：密切观察病情，危象一旦发生立即报告医生，并快速做好抢救准备。

① 迅速建立静脉通路，遵医嘱给予葡萄糖、激素等治疗。

② 保持呼吸道通畅、给予氧气吸入。

③ 低温者保暖，高热者降温，采取物理降温、减少或避免药物降温而引起血容量下降。

④ 做好皮肤、口腔护理，保持排尿、排便通畅。

⑤ 查找并消除诱因。

四、选择题

1	2	3	4	5	6	7	8	9	10	11	12	13	14
C	D	A	B	B	E	D	B	D	A	A	D	D	B

（陈宽林）

第三节 甲状腺疾病病人的护理

一、概述

一、填空题

1. 甲状腺激素具有调节物质和能量代谢、_____、_____及_____等重要功能。

2. 甲状腺滤泡细胞产生_____、_____和少量_____。滤泡旁细胞产生_____，具有_____和_____的代谢功能。

二、选择题（单选题）

1. 甲状腺合成甲状腺激素过程中需要的关键酶是（　　）。
   A. 甲状腺过氧化物酶　　　　B. 过氧化氢酶　　　　C. 脱碘酶-1
   D. 酪氨酸酶　　　　　　　　E. 溶酶体酶

2. 有关甲状腺激素合成过程表述不正确的是（　　）。

A. 所需碘主要来自食物和水

B. I^- 必须首先转化成 I^+

C. 甲状腺球蛋白碘化在滤泡腔与上皮细胞交界处完成

D. 甲状腺激素内由碘化酪氨酸偶联而成

E. 血液循环中的 T_3 主要来自甲状腺滤泡细胞

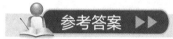

参考答案

一、填空题

1. 生长发育、性和生殖功能、心血管功能。

2. 甲状腺素（T_4）、三碘甲状腺原氨酸（T_3）、反 T_3（rT_3），降钙素，调节血钙、促进骨钙沉积。

二、选择题

1	2
A	E

二、单纯性甲状腺肿病人护理

一、名词解释

地方性甲状腺肿

二、填空题

1. 由于生理需要增加而导致的单纯性甲状腺肿常见于_____、_____和青春生长发育期。

2. 当某一地区甲状腺肿患病率成年人_____或儿童_____时称为地方性甲状腺肿。主要原因在于_____。

三、简答题

单纯性甲状腺肿给予甲状腺激素治疗的用药注意事项有哪些？

四、选择题（单选题）

A1 型题

1. 单纯性甲状腺肿补充小剂量 $L-T_4$ 的目的是（　　）。

A. 替代自身甲状腺激素不足　　B. 抑制垂体 TSH、避免甲肿加剧

C. 促进卵子发育、以利生育　　D. 防止甲减发生

E. 防止甲状腺肿癌变

2. 防治地方性甲状腺肿最好的方法是（　　）。

A. 早发现早治疗　　　　　　　　B. 多进食海产品如海带、紫菜

C. 改变烹饪方法　　　　　　　　D. 使用加碘食盐

E. 补充甲状腺激素

A2 型题

3. 某患者，甲状腺弥漫性Ⅰ度肿大，甲状腺功能正常。下列措施正确的是（　　）。

A. 给予小剂量甲状腺片口服　　　B. 进食富含碘的食物

C. 手术切除肿大甲状腺　　　　　D. 无需治疗、定期随访

E. 甲状腺穿刺明确病因

4. 某患者，单纯性甲状腺Ⅱ度肿大，给予 L-T₄ 75μg 口服，出现易饥、多食，月经延后且量少、色淡。正确的处理方法是（　　）。

A. 复查甲状腺功能　　　　　　　B. L-T₄ 减量

C. 行诊断性刮宫　　　　　　　　D. 检查垂体-性腺功能

E. 立即停止使用 L-T₄

A3 型题

5、6 题题干

女性 30 岁，确诊"妊娠 6 月＋"。发现"颈部肿大 2 天"。无多食、消瘦、心悸、易饥、出汗等症。查体：甲状腺弥漫性Ⅱ度肿大、质软、无压痛、未闻血管杂音。

5. 该病应考虑为（　　）。

A. 毒性弥漫性甲状腺肿　　　　　B. 慢性淋巴细胞性甲状腺炎

C. 单纯性甲状腺肿　　　　　　　D. 多发性甲状腺腺瘤

E. 亚急性甲状腺炎

6. 正确的做法不包括（　　）。

A. 检查甲状腺功能　　　　　　　B. 甲状腺 B 超检查

C. 增加碘盐摄入　　　　　　　　D. 补充大剂量甲状腺激素

E. 补充小剂量 L-T₄

7、8 题题干

20 岁女性，因"发现颈部肿大 1 周"就诊。无消瘦、怕热、多汗、心悸等症，月经正常。甲状腺弥漫性Ⅱ度肿大，质软、无压痛及结节，无震颤及血管杂音。甲状腺激素水平、TSH 在正常范围。

7. 最可能的诊断是（　　）。

A. 甲状腺功能亢进症　　　　　　B. 单纯性甲状腺肿

C. 慢性淋巴细胞性甲状腺炎 　　D. 甲状腺腺瘤

E. 亚急性甲状腺炎

8. 不正确的做法是（　　）。

A. 切除肿大甲状腺，然后替代治疗　　B. 补充小剂量甲状腺素

C. 定期检查甲状腺功能　　D. 甲状腺穿刺

E. 食用碘盐

9、10题题干

曾某，女性，22岁，未婚未育。因"偶然发现颈部肿大1周"就诊。无怕热、多汗、心悸、易饥、多食等症。月经正常。出生及生长在太行山区，1个月前来本地打工。查体：神志清。皮肤黏膜无黄染、色素沉着或脱落。眼球无突出及震颤。甲状腺Ⅱ度弥漫性肿大，质软，未及结节，无压痛及震颤，未闻及血管杂音。心肺及腹部检查无特殊。生理反射存在、病理反射未引出。四肢无震颤。

9. 为明确诊断，必须进行下列哪项检查（　　）。

A. 甲状腺超声检查　　B. 甲状腺CT检查　　C. 甲状腺穿刺

D. T_3、T_4及TSH检查　　E. TRH兴奋实验

10. 如确诊为地方性甲状腺肿，下列说法除哪项外都正确（　　）。

A. T_3、T_4及TSH正常　　B. 给予小剂量L-T_4抑制甲状腺肿大

C. 使用碘盐、增加富碘食物　　D. 给予小剂量L-T_4防止甲减发生

E. 定期检查甲状腺功能

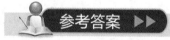

参考答案

一、名词解释

地方性甲状腺肿：当某一区域甲状腺肿患病率一般人群＞10％时或学龄前儿童＞5％时，称为地方性甲状腺肿。常由碘缺乏引起。

二、填空题

1. 妊娠期、哺乳期。

2. ＞10％、＞5％，缺碘。

三、简答题

答：(1) 遵医嘱用药，不得自行调整用药剂量或停止用药。

(2) 密切关注过量使用后的不良反应：一经出现怕热多汗、食欲增加、体重下降、心动过速、腹泻等甲状腺功能亢进表现，应及时就诊。

(3) 有冠状动脉性心脏病等心脏基础性疾病者，应密切关注有无心绞痛发作、心力衰竭症状等不良反应发生，一经发生立即就医。

四、选择题

1	2	3	4	5	6	7	8	9	10
B	D	D	A	C	D	B	A	D	D

三、甲状腺功能减退症病人护理

一、名词解释

亚临床甲减

二、填空题

1. 导致原发性甲减的原因有：ATD 药物、_____、_____、_____和地方性碘缺乏等。
2. 甲减常见的皮肤改变包括：_____、_____以及鱼鳞病样改变等。
3. 甲减导致的贫血与_____、_____以及伴发壁细胞自身免疫等有关。
4. 甲减替代治疗的基本原则是：_____、_____、_____和定期监测。

三、简答题

甲状腺功能减退症病人甲状腺激素替代治疗时的护理事项有哪些？

四、选择题（单选题）

A1 型题

1. 不属于原发性甲状腺功能减退症的是（　　）。
   A. 甲状腺部分切除术后甲减
   B. 甲状腺癌术后甲减
   C. 颈部放射治疗后甲减
   D. 垂体瘤术后甲减
   E. 先天性甲状腺缺如

2. 甲减最严重的表现是（　　）。
   A. 月经紊乱
   B. 黏液性水肿昏迷
   C. 心力衰竭
   D. 严重贫血
   E. 肌无力

3. 下列有助自身免疫性甲状腺炎性甲减诊断的是（　　）。
   A. TPOAb 阳性
   B. TSH 受体阳性
   C. ^{131}I 摄取率降低
   D. 甲状腺 B 超低回声
   E. 甲状腺球蛋白（Tg）增高

4. 符合亚临床甲减特点的是（　　）。
   A. T_4 及 T_3↓、TSH 正常
   B. TT_3↓、T_4 正常、TSH↓
   C. TSH↑，T_3 及 T_4 正常
   D. T_4 及 T_3↑，TSH 正常
   E. T_4 及 T_3 正常，TSH↓

5. 关于甲减时甲状腺激素替代治疗表述不正确的是（　　）。
   A. 替代用量注意个体化
   B. 甲状腺功能恢复正常不可停药
   C. 亚甲减可不给予替代治疗
   D. 小剂量开始、逐渐加量
   E. 一旦确诊、立即足量替代

6. 甲减替代治疗初期甲状腺功能复查的频率为（   ）。
   A. 每 2~3 周
   B. 每 6~8 周
   C. 每 12~24 周
   D. 每 4~6 周
   E. 每 8~12 周

A3 型题

7、8 题题干

36 岁女性，因"乏力、腹胀、皮肤发黄两周"就诊，临床诊断为"原发性甲状腺功能减退症"，予以"L-甲状腺素"替代治疗。

7. 护士指导病人用药错误的是（   ）。
   A. 解释替代治疗的重要性
   B. 一旦病情稳定，可以停药
   C. 注意有无药物过量表现
   D. 小剂量开始、逐渐加量
   E. 病情平稳后每 6~12 个月监测甲状腺功能

8. 一旦出现"心悸、怕热、易饥、消瘦"，不正确的做法是（   ）。
   A. 减少 L-甲状腺素用量
   B. 检查甲状腺功能
   C. 立即停药
   D. 避免不良刺激
   E. 检查 ECG

9、10 题题干

38 岁女性，产后大出血 6 个月后出现乏力、食欲减退、记忆力减退、手足皮肤发黄，未予重视。现出现嗜睡、颜面四肢非压陷型水肿、体温不升。

9. 该病人的诊断是（   ）。
   A. 甲状腺功能减退症
   B. 肾上腺皮质功能减退症
   C. 性腺功能减退症
   D. 生长激素缺乏
   E. 黏液性水肿昏迷

10. 下列处理不正确的是（   ）。
    A. 立即建立静脉通路
    B. 四肢浸泡于热水中保温
    C. 予以氢化可的松静脉滴注
    D. 监测生命体征、记录出入量
    E. 遵医嘱予以抗生素治疗

参考答案

一、名词解释

亚临床甲减：是指既无典型或明显甲减症状和体征，亦无 TT_4、FT_4 水平改变，仅有 TSH 水平升高。

二、填空题

1. 桥本甲状腺炎、甲状腺手术、甲状腺激素合成障碍。
2. 黄染、干燥菲薄。
3. 蛋白质合成障碍、叶酸吸收障碍。
4. 小剂量开始、逐渐加量、个体化用药。

三、简答题

答：（1）掌握基础疾病、合理用药：对有冠心病、高血压病、肝肾功能不全病人应小剂量开始、逐渐增量。

（2）按时、适量、终身替代：告知按时、适量及终身替代治疗的重要性。

（3）注意不良反应：注意药物过量或不足的后果及临床表现，观察是否出现怕热、多食消瘦、心率加快、情绪激动甚至心绞痛发作等过量替代治疗表现。

（4）定期监测：治疗初期每4~6周监测甲状腺功能一次，达标后每隔6~12个月监测一次，保持TT_4、TT_3在正常水平，$TSH<3.0$ mIU/L。

四、选择题

1	2	3	4	5	6	7	8	9	10
D	B	A	C	E	D	B	C	E	B

四、甲状腺功能亢进症病人护理

一、名词解释

1. 亚临床甲亢
2. 甲状腺危象（thyroid storm，又称甲亢危象）

二、填空题

1. 甲亢性心脏病主要表现为_____、_____、_____和充血性心力衰竭。

2. 甲亢的主要护理问题包括：自我形象紊乱、_____、_____和_____等。

3. 甲亢的"三高饮食"是指_____、_____和_____。Graves病应忌_____。

4. 甲状腺危象时主要治疗手段有_____、_____和_____等。

三、简答题

1. 简述抗甲状腺药物用药护理。
2. 简述^{131}I治疗的护理事项。
3. 甲状腺危象的主要护理措施有哪些？

四、选择题（单选题）

A1 型题

1. 甲亢最主要的临床表现是（　　）。
   A. 易饥　　　　　　　　B. 消瘦　　　　　　　　C. 基础代谢加快
   D. 便秘　　　　　　　　E. 交感神经兴奋

2. 甲亢最常见的原因是（　　）。

A. 碘源性甲亢 B. 慢性淋巴细胞浸润型甲状腺炎
C. 高功能性甲状腺结节 D. Graves 病
E. 垂体 TSH 瘤

3. 不符合 GD 临床表现特点的是（　　）。

A. 20~40 岁女性多见 B. 男性恶性突眼多见 C. 多有家族史
D. 与 TRAb 有关 E. 与 TgAb 密切相关

4. 对甲亢具有诊断价值的是（　　）。

A. 突眼 B. 怕热 C. 易饥、多食
D. 甲状腺弥漫性肿大伴血管杂音 E. 月经紊乱

5. 反应甲状腺功能最敏感的指标是（　　）。

A. 基础代谢率 B. TSH C. TT_3、TT_4
D. ^{131}I 摄取率 E. FT_3、FT_4

6. 甲亢最主要的护理问题是（　　）。

A. 体温过高 B. 营养失调：低于机体需要
C. 有组织完整性受损危险 D. 活动无耐力
E. 潜在并发症：甲状腺危象

7. 下列符合甲亢饮食要求的是（　　）。

A. 高蛋白、高纤维 B. 高蛋白、低纤维 C. 高热量、高碘
D. 高蛋白、高热量 E. 高热量、高碳水化合物

8. 抗甲状腺药物最严重的并发症是（　　）。

A. 过敏性皮疹 B. 肝酶升高 C. 甲减
D. 粒细胞缺乏 E. 关节炎

9. 甲状腺危象首选治疗（　　）。

A. PTU B. MTU C. 复方碘溶液
D. ^{131}I E. MMI

10. 甲亢 ^{131}I 治疗最主要的并发症是（　　）。

A. 放射性甲状腺炎 B. 甲减 C. 粒细胞减少
D. 过敏 E. 浸润型突眼加重

11. 甲巯咪唑使用过程中尤其要关注（　　）。

A. 有无皮疹 B. 有无咽痛、发热 C. 有无恶心、食欲不振
D. 有无黄疸 E. 有无关节疼痛

12. 关于甲亢合并妊娠治疗表述不正确的是（　　）。

A. 禁止使用 ^{131}I B. 中期可手术治疗 C. 优先选择甲巯咪唑
D. 每周体重增长≥0.5kg 以上 E. 避免使用 βRB

13. 符合亚临床甲亢特点的是（　　）。

A. FT_3 增高 B. TSH 降低 C. FT_4 增高
D. TSH 增高 E. TT_3 增高

A2 型题

14. 女性 28 岁，已婚，未育。因"消瘦、多食、怕热 3 周"就诊。查体：轻度突眼，睑裂增宽、闭合困难。伸舌震颤。甲状腺Ⅰ度肿大、可及震颤，闻及血管杂音。请问，该病人首选治疗方法是（　　）。
   A. ATD
   B. ^{131}I
   C. 手术
   D. βRB
   E. 复方碘溶液

15. 甲亢病人因"感冒"咳嗽、发热，体温 39.2℃。请问下列哪种药物为禁忌（　　）。
   A. 抗生素
   B. 阿司匹林
   C. βRB
   D. ATD
   E. 补充生理盐水

A3 型题

16、17 题题干

42 岁女性，确诊"甲亢"7 个月，服用 MMI 治疗。两周前自行停药，3 天前出现发热、呕吐、腹泻、烦躁不安。

16. 最可能的情况是（　　）。
   A. 急性胃肠炎
   B. 甲状腺危象
   C. 严重感染
   D. 精神失常
   E. 黏液性水肿昏迷

17. 不正确的做法是（　　）。
   A. 立即建立静脉通路
   B. 补充生理盐水
   C. 酒精擦浴
   D. 立即予以阿司匹林
   E. 将病人置于安静、室温较低的环境

A4 型题

18～20 题题干

男性 32 岁，确诊"甲亢"1 年，长期服用 MMI 治疗。1 日前因进食不洁食物，出现呕吐、腹泻，继而发热、意识模糊就诊。查体：T 39.5℃、P 160 次/min、R 20 次/min、BP 110/58mmHg。意识模糊。右眼突出。甲状腺弥漫性Ⅱ度肿大闻及血管杂音。心率 160 次/min、律齐。腹软，肝脾肋下未及。腱反射减弱，病理反射未引出。

18. 该病人出现的问题是（　　）。
   A. 感染性休克
   B. 肾上腺皮质危象
   C. 甲状腺危象
   D. 严重感染
   E. 脑膜炎

19. 首选治疗药物是（　　）。
   A. PTU
   B. ^{131}I
   C. 卢戈氏液
   D. 普萘洛尔
   E. MMI

20. 不正确的护理措施是（　　）。
   A. 遵嘱给予 PTU 鼻饲
   B. 备好卢戈氏液
   C. 建立静脉通路
   D. 予以阿司匹林降温
   E. 监测生命体征

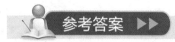

参考答案

一、名词解释

1. 亚临床甲亢：无甲亢临床表现或甲亢表现并不明显，循环 T_4 和 T_3 正常，但 TSH 低于正常下限。

2. 甲状腺危象（thyroid storm，又称甲亢危象）：甲亢病人出现高热（T＞39℃），心动过速（HR＞140 次/min），大汗淋漓、呕吐、腹泻以及嗜睡、谵妄、昏迷或癫痫样发作。

二、填空题

1. 心脏扩大、心律失常、心绞痛或心肌梗死。

2. 营养失调——低于机体代谢需要、活动无耐力、潜在并发症——甲状腺危象。

3. 高热量、高蛋白、高维生素、碘。

4. 控制和消除诱因、降低循环中甲状腺激素、保护重要脏器。

三、简答题

1. 答：（1）告知病人遵医嘱按时、足量、足够疗程服用的重要性。

（2）告知病人及家属药物起效时间：抗甲亢药物起效较慢，通常在用药 4～8 周后甲状腺功能方见改善。

（3）告知药物不良反应及应对措施。注意观察不良反应，凡有以下情况必须停药：白细胞减少和粒细胞缺乏（白细胞计数＜$3.0×10^9$/L 或中性粒细胞＜$1.5×10^9$/L）、发生关节疼痛、严重皮疹。

2. 答：（1）治疗前：1 个月内避免使用含碘药物和食物，以免影响甲状腺对 ^{131}I 的吸收，同时治疗前 1 周停用 ATD。

（2）治疗中：避免丢失，^{131}I 必须空腹服用，服用后 2h 内不得食用固态食物，以免呕吐后导致 ^{131}I 丢失。

（3）治疗后：促进排泄，服用 ^{131}I 后 2～3 日内增加饮水量，每日达到 2000～3000ml。

（4）预防甲状腺危象，服用 ^{131}I 后 1 周内避免甲状腺触诊、挤压，同时要注意观察治疗后有无甲亢症状加重现象。

3. 答：（1）避免与消除诱因，如精神刺激、感染、创伤，减少和避免甲状腺检查过程中过度挤压。

（2）监控病情，注意生命体征、神志变化，一经发生体温升高、心动过速、多汗、嗜睡、烦躁、食欲减退或呕吐等甲状腺危象前期表现时立即汇报医生并积极配合处理。

（3）遵照医嘱配合处理，绝对卧床休息、吸氧、快速建立静脉通路；遵医嘱给药、注意药物不良反应，并做好抢救应对措施；监测病情，包括动态监测生命征、注意观察意识变化、做好 24h 出入量记录；对症护理，高热时避免化学药物降温，主张物理降温如酒精擦浴、冰袋冰帽，躁动不安时加强防护、避免跌伤，昏迷时加强皮肤、口腔护理，定时翻身、预防压疮以及坠积性肺炎。

四、选择题

1	2	3	4	5	6	7	8	9	10
C	D	E	D	B	B	D	D	A	B
11	12	13	14	15	16	17	18	19	20
B	C	B	A	B	B	D	C	A	D

（陈宽林）

第四节 肾上腺疾病病人的护理

一、概述

填空题

1. 肾上腺分为皮质和髓质两部分。其中皮质部包括：_____、_____和_____，而髓质部主要分泌_____，主要由_____合成。
2. 皮质醇的糖代谢功能主要包括：_____、_____、_____。蛋白代谢作用包括：_____、_____。对脂肪代谢作用包括：_____、_____。

参考答案

填空题

1. 球状带、束状带、网状带、儿茶酚胺、嗜铬细胞。
2. 促进肝糖异生、刺激肝糖合成、抑制组织对葡萄糖利用、促进蛋白分解、抑制蛋白合成、促进脂肪分解、促进躯干脂肪合成。

二、Cushing 综合征病人的护理

（一）名词解释

1. 类 Cushing 综合征
2. Cushing 病

（二）填空题

1. Cushing 综合征的特征表现包括：_____、_____、_____和满月脸等向心性肥胖表现。
2. Cushing 综合征病人的饮食强调"两高三低"，两高指_____、_____，而"三低"指_____、_____和_____。

（三）选择题（单选题）

A1 型题

1. 引起 Cushing 病的是（　　）。
   A. 肾上腺癌　　　　　B. 支气管类癌分泌 ACTH　　C. 垂体微腺瘤
   D. 肾上腺腺瘤　　　　E. 肾上腺大结节样增生
2. 不符合自发性 Cushing 综合征临床特点的是（　　）。

A. 男性女性化 B. 皮肤、齿龈色素沉着 C. 精神亢奋
D. 乳晕变浅 E. 多毛

3. 典型 Cushing 综合征的表现是（　　）。
A. 皮肤色素沉着 B. 痤疮 C. 多毛
D. 皮肤紫纹 E. 向心性肥胖

4. 最常见的异位 ACTH 综合征是（　　）。
A. 小肠类癌 B. 胰腺肿瘤 C. 胸腺肿瘤
D. 支气管肺癌 E. 肝细胞癌

5. Cushing 综合征血管紫纹与下列哪种代谢异常有关。（　　）
A. 脂肪合成增加 B. 蛋白质分解过度 C. 水钠潴留
D. 血压升高 E. 与雌激素合成增加有关

A2 型题

6. 女性，13岁，因"月经未来潮"就诊。BP 140/92mmHg。身高 154cm，体重 74kg。毛发浓密。满月面容。躯干脂肪堆积。腹部及大腿内侧见紫色血管纹。该病人最可能的是（　　）。
A. Cushing 综合征 B. 多囊卵巢综合征 C. 单纯性肥胖
D. 类 Cushing 综合征 E. 多毛症

A3 型题

7、8题题干

36岁女性，因"发胖、腰背酸痛半年"就诊。BP 132/74mmHg。身高 168cm，体重 82kg。皮肤未见色素沉着及血管纹。颈部及腹部脂肪堆积。心肺检查无殊。

7. 为鉴别单纯性肥胖和 Cushing 综合征，必须先行下列哪项检查。（　　）
A. 头颅薄层 CT B. 小剂量地塞米松抑制试验
C. 双侧肾上腺 B 超 D. ACTH 兴奋试验
E. 多点血皮质醇测定

8. 如小剂量地塞米松抑制试验抑制率＜50%，下列饮食指导正确的是（　　）。
A. 高蛋白、低脂肪、高钠 B. 高蛋白、高脂肪、高钾
C. 高蛋白、低钠、高钾 D. 高碳水化合物、高钾、低脂
E. 低蛋白、低脂肪、低钠

9、10题题干

24岁女性，因"体型发胖、月经不规则3个月"就诊。BP 142/84mmHg。身高 164cm，体重 88kg。面色红润，体毛较多。皮肤未见色素沉着及血管纹。全身脂肪分布均匀。心肺检查无殊。CT 头颅及双侧肾上腺检查未见异常。空腹血糖 6.8mmol/L。

8:00、16:00 及 0:00 血皮质醇较正常偏高、节律存在，小剂量地塞米松抑制试验抑制率＞50%。

9. 正确诊断是（　　）。
A. 单纯性肥胖　　　　　　B. Cushing 综合征　　　　　C. 腺垂体瘤
D. 异位 ACTH 综合征　　　E. 卵巢功能减退

10. 针对该病人存在的问题，关键在于（　　）。
A. 人工月经周期　　　　　B. 药物控制血压
C. 使用皮质激素合成酶抑制剂　D. 减重
E. 药物降糖

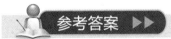

(一) 名词解释

1. 类 Cushing 综合征：长期应用皮质醇或饮酒引起类似 Cushing 综合征表现。
2. Cushing 病：由于垂体分泌 ACTH 过多所导致的皮质醇增多症的表现。主要见于垂体腺瘤。

(二) 填空题

1. 水牛背、悬垂腹、锁骨上窝脂肪垫。
2. 高蛋白、高钾、低脂、低碳水化合物、低钠。

(三) 选择题

1	2	3	4	5	6	7	8	9	10
C	D	E	D	B	A	B	C	A	D

三、原发性慢性肾上腺皮质功能减退症病人护理

（一）名词解释

Addison 病

（二）填空题

1. 引起原发性肾上腺皮质功能减退症的病因包括：＿＿＿＿＿、＿＿＿＿＿、＿＿＿＿＿以及肾上腺手术等。

2. 引起原发性肾上腺皮质功能减退症应给予：＿＿＿＿＿、＿＿＿＿＿。每日饮水保证＿＿＿＿＿、每日食盐摄入＿＿＿＿＿。

（三）简答题

1. 肾上腺危象表现有哪些？如何避免肾上腺危象发生？
2. 肾上腺危象时护理措施有哪些？

（四）选择题（单选题）

A1 型题

1. 我国原发性肾上腺皮质功能减退症（PAI）的最常见原因是（　　）。
   A. 肾上腺转移癌　　　　B. 肾上腺手术后　　　　C. 真菌感染
   D. 肾上腺结核　　　　　E. 肾上腺卒中

2. 不属于 Addison 病的是（　　）。
   A. 垂体瘤术后　　　　　B. 肾上腺肿瘤术后　　　C. 肾上腺结核
   D. 肝癌肾上腺转移　　　E. 米托坦应用后

3. 对于肾上腺皮质功能减退症病人不正确的饮食是（　　）。
   A. 高碳水化合物　　　　B. 食盐 8～10g/日　　　 C. 高蛋白
   D. 高脂饮食　　　　　　E. 每日饮水 3000ml 以上

4. 下列不符合 Addison 表现的是（　　）。
   A. 乳晕变淡　　　　　　B. 齿龈色素沉着　　　　C. 直立性低血压
   D. 反复发作性低血糖　　E. 低体温

5. 无助于鉴别原发性与继发性肾上腺皮质功能减退症的是（　　）。
   A. ACTH 基础水平　　　 B. 空腹低血糖　　　　　C. 尿皮质醇水平
   D. ACTH 兴奋实验　　　 E. 皮肤色素加深

A3 型题

6、7 题题干

女性，38 岁，有"肺结核"病史。因"乏力、恶心、呕吐、头晕三周"就诊。BP 86/48mmHg。神志清楚。毛发稀疏。双侧肘关节伸展面色素沉着。心肺检查无殊。

6. 该病人正确的饮食是（　　）。
   A. 高钠、高钾、高蛋白　　　　　B. 低钠、高钾、高碳水化合物
   C. 高钠、低钾、高热量　　　　　D. 低钠、低钾、高蛋白
   E. 高脂、高蛋白、高碳水化合物

7. 不符合该病人检查结果的是（　　）。
   A. 基础 ACTH 升高　　　B. 脱氢表雄酮降低　　　C. 尿皮质醇下降
   D. 低血钾、高血钠　　　E. ACTH 兴奋实验尿 17-羟皮质类固醇无变化

8、9 题题干

男性，42 岁，因"双侧肾上腺转移性肿瘤"行"双肾上腺摘除术"一年，长期补充氢化可的松治疗。现出现满月脸、悬垂腹、性欲下降。

8. 最可能的原因是（　　）。
   A. 糖皮质激素不足　　　B. 性腺功能减退　　　　C. 单纯性肥胖
   D. 类 Cushing 综合征　　E. Cushing 病

9. 针对该病人的问题，正确的做法是（　　）。
A. 停止补充可的松　　B. 增加可的松用量　　C. 适当减少可的松用量
D. 补充睾酮　　E. 减少热量摄入

10～12题题干

42岁，女性。"Addison病"病史3年，长期补充氢化可的松治疗。3天前出现"尿频、尿急、腰背疼痛伴有发热"，今出现呕吐、腹泻、神志不清。

10. 该病人最可能的情况是（　　）。
A. 败血症　　B. 肾上腺危象　　C. 感染性休克
D. 低血糖昏迷　　E. 脑血管意外

11. 首要的治疗措施是（　　）。
A. 补充葡萄糖　　B. 口服糖皮质激素　　C. 物理降温
D. 静脉给予氢化可的松　　E. 静脉给予抗生素

12. 不正确的健康指导是（　　）。
A. 告知病人激素替代治疗的重要性
B. 病情稳定、即可停药　　C. 注意观察有无腹痛、呕血或黑便
D. 按时、定量服药　　E. 注意避免劳累、创伤及感染

参考答案

（一）名词解释

Addison病：原发于肾上腺皮质破坏所致的功能减退症称为原发性肾上腺皮质功能减退症。

（二）填空题

1. 感染（如结核）、自身免疫性肾上腺炎、肿瘤。
2. 高碳水化合物、高蛋白为主，3000ml以上、8～10g。

（三）简答题

1. 答：(1) 表现
① 胃肠道表现：恶心、呕吐、腹痛、腹泻。
② 水电解质失衡：严重脱水、血压下降、休克、脉搏细速、心率加快。
③ 其他：精神失常，低血糖症、低钠血症等。严重者因不能及时救治发生昏迷或死亡。
(2) 避免诱因：避免感染，创伤，过度劳累；做好手术、分娩充分准备；预防及纠正脱水。

2. 答：(1) 避免诱发因素：控制感染、避免创伤、补充水分、充分做好术前准备等；
(2) 严密病情监测：生命征、水电解质、血糖、酸碱平衡等；
(3) 积极配合抢救：快速建立静脉通路、补充液体、补充糖皮质激素、纠正低血糖、控制感染、保温等。

（四）选择题

1	2	3	4	5	6	7	8	9	10	11	12
D	A	D	A	C	C	D	D	C	B	D	B

（陈宽林）

第五节 糖尿病病人的护理

一、名词解释

1. 1型糖尿病
2. 2型糖尿病

二、填空题

1. 1999年WHO将糖尿病分为_____、_____、_____和妊娠糖尿病四型。
2. 糖尿病微血管并发症有：_____、_____、_____和_____等。
3. 糖尿病酮症酸中毒的诱因包括：_____、_____、_____和手术、创伤等应激因素。
4. 糖尿病综合治疗措施包括：_____、_____、_____、_____和药物治疗。其中最为重要的是_____。
5. 糖尿病的饮食治疗基本原则是：_____、_____、_____和规律进餐。
6. 糖尿病的主要护理问题有_____、_____、_____等。

三、简答题

1. 简述糖尿病诊断标准。
2. 胰岛素使用注意事项有哪些？
3. 糖尿病足的护理事项有哪些？
4. 简述妊娠糖尿病的诊断标准。

四、选择题（单选题）

A1 型题

1. 不符合T2DM特点的是（　　）。
 A. 自发酮症倾向明显　　B. 40~60岁高发　　C. 可见于年轻人
 D. 与遗传关系密切　　E. 早期可见低血糖表现
2. 除以下哪项外均符合T1DM特点。（　　）
 A. 青少年多见　　B. 多无需胰岛素治疗
 C. 症状典型　　D. 成年人可见　　E. 自发酮症率高
3. 与2型糖尿病发病无关的因素是（　　）。
 A. 肥胖　　B. 糖尿病家族　　C. 缺乏运动
 D. 自身免疫　　E. 年龄
4. 与T2DM有关的不可控制的因素是（　　）。

A. 肥胖 B. 糖耐量异常 C. 静息化生活方式
D. 代谢综合征 E. 妊娠糖尿病史

5. 引起酮症最常见的诱因是（　　）。
A. 饮食控制不当 B. 治疗中断 C. 创伤、手术
D. 感染 E. 严格控制饮食

6. 不符合高血糖高渗综合征特点的是（　　）。
A. 血糖多＞33.3mmol/L B. 尿酮强阳性 C. 意识障碍
D. 严重脱水 E. 血浆渗透压＞320mOsm/L

7. 反映糖尿病病人血糖控制状况的最佳指标是（　　）。
A. 24h 动态血糖 B. 空腹血糖 C. 餐后血糖
D. 糖化血红蛋白 HbA1c E. 睡前血糖

8. T2DM 主要的死亡原因是（　　）。
A. 冠心病 B. 糖尿病肾病 C. 糖尿病足
D. 糖尿病酮症 E. 高血糖高渗综合征

9. T1DM 主要死于（　　）。
A. 脑出血 B. 糖尿病酮症 C. 乳酸酸中毒
D. 感染 E. 糖尿病肾病

10. 临床糖尿病肾病的早期诊断金指标是（　　）。
A. 尿蛋白定性 B. GFR C. 血 Cr
D. 尿白蛋白定量 E. 血尿素氮

11. 无禁忌证的肥胖型 T2DM 首选的治疗药物是（　　）。
A. 格列苯脲 B. 沙格列汀 C. 胰岛素
D. 二甲双胍 E. 阿卡波糖

12. 主要控制餐后血糖的药物是（　　）。
A. 二甲双胍 B. 阿卡波糖 C. 吡格列酮
D. 格列美脲 E. 西格列汀

13. 作为补充基础胰岛素的剂型是（　　）。
A. 正规胰岛素 B. 中效胰岛素 C. 速效胰岛素类似物
D. 长效或超长效胰岛素 E. 预混胰岛素

14. 糖尿病酮症酸中毒治疗中最关键的措施是（　　）。
A. 静脉给予小剂量胰岛素 B. 补充液体 C. 抗感染
D. 吸氧 E. 纠正酸中毒

15. 急性酮症酸中毒时可以选择使用的胰岛素剂型是（　　）。
A. 精蛋白锌胰岛素 B. 普通胰岛素 C. 低精蛋白锌胰岛素
D. 诺和灵 30R E. 优泌林 70/30

16. 不属于糖尿病三级预防内容的是（　　）。
A. 延缓糖尿病并发症发展 B. 降低致残率 C. 改善生活质量
D. 防止糖尿病并发症发生 E. 降低病死率

17. 关于口服葡萄糖耐量试验除以下哪项外均正确。（ ）
    A. 成人 75g 无水葡萄糖　　　B. 诊断需测定服糖后 2h 血糖
    C. 儿童服糖量同成人　　　　D. 融于 250～300ml 水中，5min 内服完
    E. 空腹至少 8h
18. 注射完毕胰岛素后发现注射部位有硬结，不正确的做法是（ ）。
    A. 立即对注射部位进行热敷　B. 下次更换注射部位
    C. 待胰岛素吸收完毕可热敷　D. 反复出现可更换胰岛素种类
    E. 切忌揉搓
19. 对于糖尿病酮症酸中毒的治疗不正确的是（ ）。
    A. 补充足够液体　　　　　　B. 小剂量正规胰岛素持续静脉给药
    C. 积极纠正酸中毒　　　　　D. 积极抗感染治疗
    E. 注意补钾
20. 下列有关 2 型糖尿病饮食治疗的说法不正确的是（ ）。
    A. 蛋白质占总热量的 10%～15%，动物蛋白 50% 以上
    B. 尽量控制碳水化合物摄入，不超过总热量的 30%
    C. 脂肪摄入量占总热量不超过 30%
    D. 应限制豆制品摄入
    E. "杂粮"有助减缓血糖升高速度

A2 型题

21. 16 岁女性，T1DM 病史 5 年，胰岛素泵治疗。胰岛素输注管扭曲未能及时发现，出现头晕、呼吸急促、呼吸有"烂苹果"味。请问正确的诊断是（ ）。
    A. 高血糖高渗综合征　　　　B. 糖尿病酮症　　　　C. 低血糖昏迷
    D. 乳酸酸中毒　　　　　　　E. 急性呼吸窘迫综合征
22. 72 岁 T2DM 病人，长期口服"优降糖"。因胃口不佳，饮食减少，诉"头晕、心慌、出冷汗"。不正确的做法是（ ）。
    A. 先看看再说　　　　　　　B. 立即快速血糖监测　　C. 注意病情观察
    D. 立即进食含糖食物　　　　E. 立即报告医生
23. 78 岁男性，"发现血糖升高 4 年"诊断为 T2DM。长期服用"拜糖平"、"亚莫利（格列美脲）"治疗，血糖控制良好。1 日前受凉后发热、头痛、食欲下降，伴有恶心、呕吐。应考虑做的急诊检查是（ ）。
    A. 血常规　　　　　　　　　B. 尿酮　　　　　　　　C. 胸片
    D. 血生化及血气分析　　　　E. ECG

A3 型题

24～26 题题干
82 岁，男性。诊断"T2DM"15 年，长期使用"诺和灵 30R"早 20IU、晚 18IU 皮下

注射，血糖控制平稳。昨晚因情绪不佳，进食减少，但胰岛素用量未减。今晨家人发现其意识模糊、口齿不清、反应迟钝、四肢湿冷。

24. 首先考虑的问题是（　　）。
  A. 低血糖昏迷　　　　　　B. 糖尿病酮症　　　　　　C. 脑出血
  D. 乳酸酸中毒　　　　　　E. 高血糖高渗昏迷

25. 应当立即采取的措施是（　　）。
  A. 快速建立静脉通路　　　B. 立即口服或静脉补充葡萄糖
  C. 通知医生　　　　　　　D. 生命征监测　　　　　　E. 专人护理

26. 病人意识清醒后正确的做法是（　　）。
  A. 改为口服降糖药物　　　B. 继续补充葡萄糖并行血糖监测
  C. 立即停止补充葡萄糖　　D. 原剂量使用胰岛素
  E. 先行停药，观察血糖

27～30题题干

52岁女性，身高165cm，体重72kg。诊断"2型糖尿病"6年，长期使用"格列吡嗪"口服降糖治疗，饮食控制不佳，很少运动，血糖波动较大。根据其日常工作量和理想体重计算所得每日总热卡摄入为1800kcal。

27. 该病人实际每天摄入的热卡量应不超过（　　）kcal。
  A. 1500　　　　　　　　　B. 1650　　　　　　　　　C. 1100
  D. 1925　　　　　　　　　E. 825

28. 该病人每日碳水化合物摄入量应不低于（　　）g。
  A. 206　　　　　　　　　 B. 187.5　　　　　　　　 C. 171
  D. 343　　　　　　　　　 E. 240

29. 该病人每日脂肪摄入量应为（　　）。
  A. ≤55g　　　　　　　　　B. ≤37g　　　　　　　　　C. <50g
  D. ≤27.5g　　　　　　　　E. ≤46g

30. 每日动物蛋白摄入应该为（　　）。
  A. ≥18.7g　　　　　　　　B. ≥24g　　　　　　　　　C. ≥13.75g
  D. ≥10.3g　　　　　　　　E. ≥17g

A4 型题

31、32题题干

22岁，女性病人。因"多饮、多食、消瘦半年"诊断为"T1DM"。予以胰岛素泵持续皮下胰岛素注射，两日前自行停泵。今晨家人发现其跌倒在卧室，呼之不应而送医。查体：T 40.1℃、P 112次/min、R 26次/min、BP 100/68 mmHg。中度昏迷。皮肤干、热。瞳孔等大小、对光反射减弱。口角无歪斜。呼吸烂苹果味。甲状腺不肿大。心率112次/min、律齐。两肺呼吸音清晰。腹软无殊。肌张力下降。腱反射减退，双侧巴彬斯基征阳性。辅助检查：WBC 11.5×10^9/L，N 78%、L 16%、M 4%，尿糖及酮体阳性。血糖 31 mmol/L、血钠 136mmol/L、血钾 3.2mmol/L。血气分析 pH 7.28、CO_2 CP 14.2mmol/L、SB 18mmol/L、BE -4。肝肾功能无异常。

31. 首要治疗措施是（　　）。
  A. 补充生理盐水　　　　B. 抗感染治疗　　　　C. 吸氧
  D. 快速补充碳酸氢钠　　E. 立即小剂量胰岛素持续静脉给药
32. 给予胰岛素治疗前应先行（　　）。
  A. 补充液体　　　　　　B. 纠正酸中毒　　　　C. 补钾
  D. 抗感染　　　　　　　E. 控制心室率

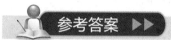

参考答案

一、名词解释

1. 1型糖尿病：包括自身免疫性和特发性两类。共同特点为胰岛素绝对缺乏引起以糖代谢紊乱为主要表现的临床综合征。自身免疫性主要见于青少年，酮症倾向明显，自身免疫抗体阳性。

2. 2型糖尿病：由于胰岛素的相对缺乏或胰岛素生物作用下降导致以糖代谢紊乱为主要表现的综合征。主要见于成年人，无明显酮症倾向，自身免疫抗体阴性。

二、填空题

1. 1型、2型、其他特殊类型。
2. 心肌病变、肾病、神经病变、视网膜病变。
3. 感染、治疗中断或用量不足、饮食控制不佳。
4. 健康教育、医学营养治疗、运动治疗、血糖监测、医学营养治疗。
5. 总量控制、搭配合理、选择自由。
6. 营养失调，知识缺乏，潜在并发症：低血糖、酮症酸中毒。

三、简答题

1. 答：1999年WHO诊断标准：
（1）有典型糖尿病症状，或急性高血糖并发症，随机血糖≥11.1 mmol/L。
（2）过夜的空腹血糖（空腹指没有热量摄入至少8h）≥7.0 mmol/L。
（3）75g 无水葡萄糖口服耐量试验（OGTT，儿童 1.75g/kg，总量不超过 75g）2h 血糖≥11.1mmol/L。

2. 答：(1) 注意胰岛素有效期，正确保存胰岛素。
（2）注意使用正确胰岛素剂型、剂量及使用时间。
（3）注意混合比例及抽取顺序。
（4）选择合适注射部位和正确的注射方法。
（5）注射后必须按时进食，做好低血糖不良反应应对。

3. 答：(1) 评估糖尿病足危险因素。
（2）促进血液循环、避免久坐和长时间站立。
（3）保持足部清洁，正确修剪指甲、鸡眼或胼胝。
（4）避免足部外伤。
（5）指导足部运动，适当运动。

4. 答：妊娠糖尿病的诊断标准如下：

时刻	75g 葡萄糖诊断试验/(mmol/L)
空腹	5.1
1h	10.0
2h	8.5

四、选择题

1	2	3	4	5	6	7	8	9	10	11	12	13	14	15
A	B	D	E	D	B	D	A	E	D	D	B	D	B	B
16	17	18	19	20	21	22	23	24	25	26	27	28	29	30
C	C	A	C	B	B	A	B	A	B	B	A	B	C	A
31	32													
A	C													

（陈宽林）

第六节 肥胖症病人的护理

一、名词解释

1. 肥胖症
2. 苹果形肥胖
3. 合理膳食（平衡膳食）

二、填空题

1. 我国 BMI 分级标准为：_____、_____、_____、_____。
2. 单纯性肥胖可分为_____、_____两类。

三、简答题

1. 简述肥胖的营养治疗。
2. 简述如何为一位单纯性肥胖病人做运动指导。

四、选择题（单选题）

A1 型题

1. 肥胖是指体重超过理想体重的（　　）。

A. 5％   B. 10％   C. 15％
D. 20％   E. 25％

2. 计算严重肥胖者的摄入量时，应在理想体重计算的摄入量基础上减少（　　）。
   A. 10％   B. 20％   C. 30％
   D. 40％   E. 50％

3. 下列哪项不属于继发性肥胖。（　　）
   A. 库欣综合征   B. 垂体性肥胖   C. 下丘脑性肥胖
   D. 胰源性肥胖   E. 获得性肥胖

4. 下列哪项属于肥胖症的二级预防。（　　）
   A. 少吃油腻食物、多吃蔬菜   B. 经常运动   C. 吃药减重
   D. 常测体重   E. 手术治疗

5. 目前公认腰围是衡量下列哪种肥胖其程度的最简单、实用的指标。（　　）
   A. 中心性肥胖   B. 单纯性肥胖   C. 体质性肥胖
   D. 周围性肥胖   E. 过食性肥胖

6. 下列哪项不是肥胖症的干预原则。（　　）
   A. 预防为主   B. 综合控制   C. 塑造身材
   D. 计划减重   E. 饮食与运动相结合

7. 与肥胖相关疾病中发病相对危险度最大的是（　　）。
   A. 冠心病   B. 生殖激素异常   C. 2型糖尿病
   D. 脂肪肝   E. 痛风

8. 以下不属于有氧运动的是（　　）。
   A. 长跑   B. 游泳   C. 骑车
   D. 俯卧撑   E. 广场舞

9. 运动处方包括的几大要素是（　　）。
   A. 运动频率   B. 运动强度   C. 运动时间
   D. 运动类型   E. 以上都是

10. 关于我国人群超重和肥胖症患病率的总体规律叙述错误的是（　　）。
    A. 南方高于北方   B. 大城市高于中小城市
    C. 中小城市高于农村   D. 经济发达地区高于不发达地区
    E. 北方高于南方

11. 肥胖症高危险因素不包括（　　）。
    A. 肥胖家族史   B. Ⅱ型糖尿病   C. 膳食不平衡
    D. 多动少静   E. 多静少动

12. 下列哪种癌症发病率与超重和肥胖正相关。（　　）
    A. 肺癌   B. 宫颈癌   C. 肉瘤
    D. 淋巴肉瘤   E. 甲状腺癌

A2 型题

13. 26 岁女性病人，身高 160cm，体重 75kg，指导其减肥的最佳方法是（ ）。
   A. 饥饿疗法
   B. 腹泻疗法
   C. 控制进食总热量及运动疗法
   D. 运动疗法，不必控制热量
   E. 控制热量，只进食蔬菜水果

A3 型题

14~16 题题干

病人，女，50 岁。因高血压住院治疗，出院时向护士咨询减肥方法。该病人身高 160cm，体重 80kg，膝关节有陈旧疾患，无法负重。

14. 适合其最好的减肥运动方式是（ ）。
   A. 举重
   B. 跳绳
   C. 游泳
   D. 爬山
   E. 慢跑

15. 当血压上限接近（ ）时，应该停止运动。
   A. 180/90mmHg
   B. 190/95mmHg
   C. 200/100mmHg
   D. 210/105mmHg
   E. 220/105mmHg

16. 病人饮食应该选择（ ）。
   A. 低脂、低热量、少盐、高维生素
   B. 低脂、高热量、高蛋白质
   C. 高脂肪、高热量、高维生素
   D. 低脂、低热量、低蛋白质、低钾
   E. 高蛋白质、高脂肪、高热量

17、18 题题干

男，48 岁，身高 175cm，体重 90.5kg，临床诊断为原发性高血压。

17. 该病人减肥速度以（ ）适宜。
   A. 每周 0.5~1kg
   B. 每月 0.5~1kg
   C. 每月 1~2kg
   D. 每月 1~3kg
   E. 每周 1~3kg

18. 该病人适宜的主要运动形式是（ ）。
   A. 高负荷的大肌肉群运动
   B. 中低负荷的大肌肉群运动
   C. 肌肉力量练习
   D. 大肌肉群参与的有氧耐力运动为主
   E. 除 A 外，以上都对

A4 型题

19、20 题题干

病人，女，19 岁，体重逐渐增加 5 年。病人自 5 年前开始体重逐渐增加，至今共增加

20kg，平时不喜欢活动，稍微活动即气促，易疲劳。父亲肥胖。体格检查：BP 127/77mmHg，身高 1.58m，体重 74kg，腰围 84cm，臀围 96cm，无紫纹，无体毛增多。甲状腺不大，肺、心脏无异常。肝脾未触及。双下肢无水肿。实验室检查：ACTH、皮质醇昼夜节律变化正常，小剂量地塞米松抑制后，ACTH 为 2.2pmol/L，皮质醇为 22.5nmol/L；睾丸 2.1（参考值 0.5~3.8）nmol/L，空腹胰岛素 34.5mIU/L，B 超显示卵巢正常。

19. 该病人可能性最大的临床诊断是（　　）。
　A. 单纯性肥胖症　　　　B. 多囊卵巢综合征　　　　C. 库欣综合征
　D. 获得性肥胖　　　　　E. 胰源性肥胖

20. 对其进行饮食指导，主要应限制或减少摄入（　　）。
　A. 蛋白质　　　　　　　B. 豆类　　　　　　　　　C. 脂肪
　D. 富含维生素的食物　　E. 鱼类

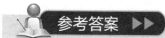

参考答案

一、名词解释

1. 肥胖症：是指体内脂肪堆积过多和（或）分布异常的一种慢性代谢性疾病，通常伴有体重增加，而非脂肪性体重增加不属于肥胖范畴。

2. 苹果形肥胖：体脂主要分布在腹部和腰部而表现为"啤酒肚"，男性多见，又称为"男性型肥胖"。

3. 合理膳食（平衡膳食）：是指由食物所构成的营养素，在一个动态过程中能够提供给机体一个合适的量，使之不致出现某些营养素的缺乏或过多，从而使机体对营养素需求达到一种平衡状态。

二、填空题

1. BMI<18.5kg/m² 体重过低，BMI 在 18.5~23.9kg/m² 正常，BMI≥24kg/m² 超重，BMI≥28kg/m² 肥胖。

2. 体质性肥胖、过食性肥胖。

三、简答题

1. 答：（1）合理控制总能量的摄入，儿童、老人、孕妇循序渐进，减重宜轻度 0.5~1kg/月，中度以上为 0.5~1kg/周。

（2）严格限制低分子糖、饱和脂肪酸和乙醇等能源物质的摄入。

（3）供能营养素比例适宜（能量分配应当降低碳水化合物比值，提高蛋白质比值，脂肪控制在要求上限）。

（4）保证足够且平衡的维生素和矿物质摄入。

（5）每日以三餐或更多为好。

2. 答：向病人强调运动需科学、循序渐进和坚持。

（1）运动形式：大肌群参与的有氧运动为主，如步行、跳绳、跑步、体操、游泳、跳舞、太极拳、骑自行车等。

（2）运动量：运动量应适合病人具体情况、循序渐进，以中等强度为佳，如运动后感到疲劳、肌肉酸痛等不适较严重时应及时进行调整。

（3）时长：每日的活动时间累计应达到 30min 以上。如运动中出现恶心、头昏、眩晕、呼吸困难、胸闷、胸痛等不适，应立即停止运动并及时就诊。

四、选择题

1	2	3	4	5	6	7	8	9	10	11	12	13	14	15	16	17	18	19	20
D	C	E	D	A	C	C	D	E	A	D	B	C	E	E	A	B	E	A	C

(戴雅玥)

第七节 痛风病人的护理

一、名词解释

1. 痛风
2. 痛风石

二、填空题

1. 高尿酸血症的诊断标准是血尿酸浓度男性超过_____、女性超过_____。
2. 痛风的特征性损坏是_____，多见于_____、_____、_____等部位。

三、简答题

1. 简述痛风与高尿酸血症的关系。
2. 简述痛风病人的用药护理要点。

四、选择题（单选题）

A1 型题

1. 痛风最常见的首发症状是（　　）。
   A. 急性关节炎　　　　B. 肾结石　　　　C. 关节畸形
   D. 痛风石　　　　　　E. 慢性间质性肾炎
2. 痛风是（　　）。
   A. 自身免疫性疾病　　B. 感染性疾病　　C. 免疫缺陷性疾病
   D. 代谢性风湿疾病　　E. 退化性疾病
3. 下列可抑制尿酸合成的药物是（　　）。
   A. 别嘌醇　　　　　　B. 苯溴马隆　　　C. 丙磺舒
   D. 磺吡酮　　　　　　E. 碳酸氢钠
4. 痛风好发于（　　）。
   A. 儿童　　　　　　　B. 年轻男性　　　C. 年轻女性
   D. 中老年男性　　　　E. 中老年女性
5. 痛风病人最常发生的急性关节炎症是（　　）。

A. 第一拇指关节　　　　　B. 第一拇趾关节　　　　　C. 腕关节
D. 肘关节　　　　　　　　E. 踝关节

6. 痛风发生的关键原因是血液中（　　）。
   A. 血脂长期增高　　　　B. 尿酸长期增高　　　　C. 血糖长期增高
   D. 血胆固醇长期增高　　E. 尿素氮长期增高

7. 痛风与高尿酸血症的区别在于（　　）。
   A. 血尿酸含量的多少　　B. 尿尿酸含量的多少　　C. 尿酸排出量的多少
   D. 血嘌呤含量的多少　　E. 是否有尿酸盐结晶沉积

A2 型题

8. 病人，男，40岁。午夜突然发生右第一跖趾关节剧痛，伴红肿、发热和活动障碍。到医院急诊，查血尿酸为600μmol/L。最可能的诊断是（　　）。
   A. 风湿性关节炎　　　　B. 类风湿关节炎　　　　C. 化脓性关节炎
   D. 痛风性关节炎　　　　E. 非特异性关节炎

9. 病人，女性，41岁。关节红、肿、痛及尿路结石5年，食用肉食症状加重。与病人疾病有关的代谢紊乱是（　　）。
   A. 糖代谢紊乱　　　　　B. 脂代谢紊乱　　　　　C. 嘌呤核苷酸代谢紊乱
   D. 嘧啶核苷酸代谢紊乱　E. 蛋白质代谢紊乱

10. 病人，男，52岁，因反复关节疼痛4年，加重10天收入院。护理查体：急性痛苦面容，双足多处趾关节红肿热痛。诊断为痛风。下列护理措施正确的是（　　）。
    A. 指导病人进食酸性饮食　　B. 观察病人的体温变化
    C. 饮食增加热量，补充体力　D. 给予双足热敷缓解疼痛
    E. 待关节疼痛缓解后立即进行关节活动锻炼

11. 男性，57岁，患痛风4年。近日参加朋友聚会后，出现右足小趾剧痛，此时控制其痛风急性发作的首选用药是（　　）。
    A. 秋水仙碱　　　　　　B. 糖皮质激素　　　　　C. 吲哚美辛
    D. 别嘌醇　　　　　　　E. 丙磺舒

A3 型题

12、13题题干
病人，男性，45岁，糖尿病4年。2年前查体发现血尿酸增高。1年前在聚餐饮酒后出现夜间拇趾突发疼痛，且经常在食用海产品后诱发拇趾疼痛。查体：于右脚拇趾和第一跖趾关节处可触及包块。

12. 该病人在饮食上应尽量减少摄入的食物是（　　）。
    A. 牛奶　　　　　　　　B. 鸡蛋　　　　　　　　C. 奶制品
    D. 菠菜　　　　　　　　E. 土豆

13. 因病人对秋水仙碱过敏，为控制痛风的急性发作，建议病人应用非甾体类抗炎药物进行治疗，最常应用的药物是（　　）。
   A. 吡罗昔康　　　　　　B. 萘普生　　　　　　C. 布洛芬
   D. 保泰松　　　　　　　E. 吲哚美辛

14、15题题干

病人，54岁，男性。手指、足趾关节肿痛6年，右手指关节僵硬破溃2年。病人嗜酒，每于饮酒或劳累、受寒后，手指、足趾关节肿痛。查体：右手中指肿痛破溃。辅助检查：血尿酸719μmol/L。诊断为"痛风"。

14. 护士对其进行饮食指导，错误的是（　　）。
   A. 高蛋白饮食　　　　　B. 控制每日总热量　　　C. 禁食动物内脏
   D. 多饮水　　　　　　　E. 增加碱性食物的摄入

15. 护士对其进行运动指导，错误的是（　　）。
   A. 尽量使用大肌群　　　B. 尽量使用小肌群　　　C. 抬高患肢
   D. 避免受累关节负重　　E. 经常变换体位

16~18题题干

病人，男性，42岁，有高血压4年、高血脂1年、反复关节炎史3年。近3天出现右足踝关节伴第一跖趾关节异常疼痛，伴红肿，不能行走，血尿酸526μmol/L。

16. 对该病有确诊依据的检查为（　　）。
   A. 血尿酸测定　　　　　B. 尿尿酸确定　　　　　C. 滑囊液或痛风石内容物检查
   D. X线检查　　　　　　E. CT检查

17. 最佳的治疗方法是（　　）。
   A. 丙磺舒　　　　　　　B. 秋水仙碱　　　　　　C. 溴水马隆
   D. 别嘌呤　　　　　　　E. 吲哚美辛

18. 护士对该病人做饮食指导时，告诫病人不应多吃的食物为（　　）。
   A. 鸡蛋　　　　　　　　B. 牛奶　　　　　　　　C. 西兰花
   D. 香蕉　　　　　　　　E. 扁豆

19、20题题干

病人，男，50岁，下班后与朋友聚餐，饮酒约150ml，很晚回家休息。午夜突发左脚第1跖趾关节剧痛，约3h后局部出现红、肿、热、痛和活动困难，遂来急诊就诊。体格检查：BP 135/85mmHg，BMI 28kg/m²，眼睑无水肿。耳郭无结节。左拇趾关节红肿，局部皮温高，触痛明显，其他关节正常。下肢无水肿。辅助检查：血尿酸为500μmol/L；X线检查可见非特征性软组织肿胀。

19. 病人可能诊断是（　　）。
   A. 痛风　　　　　　　　B. 假性痛风　　　　　　C. 风湿性关节炎
   D. 类风湿关节炎　　　　E. 化脓性关节炎

20. 该病人的饮食护理中不恰当的是（　　）。
   A. 饮食清淡，忌辛辣和刺激食物
   B. 多食牛奶、鸡蛋、各类蔬菜

C. 多食动物内脏、黄豆、蘑菇及肉类

D. 禁酒　　　　　　E. 多饮水

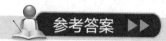

一、名词解释

1. 痛风：是由于体内尿酸以钠盐形式沉积在关节、软骨和肾脏中，引起组织异物反应所致急、慢性炎症和组织损伤性疾病。

2. 痛风石：机体内尿酸盐反复沉积，使局部组织发生慢性异物炎性反应，沉积物被单核细胞、巨噬细胞、上皮细胞包绕，纤维组织增生形成结节，称为痛风石。

二、填空题

1. 420μmol/L，360μmol/L。

2. 痛风石，耳郭、跖趾、指间和掌指关节。

三、简答题

1. 答：高尿酸血症是痛风临床上的主要特征。并不是所有高尿酸血症都会发展成为痛风。高尿酸血症病人出现急性关节炎、痛风石、关节改变、肾脏改变时，才称之为痛风。

2. 答：(1) 秋水仙碱：注意骨髓抑制、肝细胞损害、脱发、精神抑郁等。

(2) 非甾体类消炎药：禁止同时服用两种或以上，症状缓解后应减量，5～7日后停用，活动性消化性溃疡者禁用。

(3) 糖皮质激素：长期应用可致消化性溃疡、股骨头坏死、血糖升高、高血压等。

(4) 促尿酸排泄药物：注意肾功能损害，服药期间应多饮水，加服碳酸氢钠碱化尿液，增加尿酸溶解以利排泄。

(5) 别嘌呤醇：注意肝损害、腹泻、头痛等，肾功能不全者慎用。

四、选择题

1	2	3	4	5	6	7	8	9	10	11	12	13	14	15	16	17	18	19	20
A	D	A	D	B	B	E	D	C	B	A	D	E	A	B	C	B	E	A	C

（戴雅玥）

第八节　骨质疏松症病人的护理

一、名词解释

1. 骨质疏松症

2. 营养治疗

二、填空题

1. 骨质疏松症可以分为＿＿＿＿、＿＿＿＿和＿＿＿＿等三类。

2. 骨质疏松症主要临床表现是_____、_____、_____、_____。

三、简答题

1. 简述预防骨质疏松症的饮食营养措施。
2. 简述如何指导骨质疏松病人正确补钙。

四、选择题（单选题）

A1 型题

1. 关于骨质疏松下列说法正确的是（　　）。
   A. 骨质疏松是随着年龄增长必经的过程
   B. 骨质疏松补钙即可
   C. 预防骨质疏松在年老后进行才有必要
   D. 女性生育子女后体内钙会流失一半
   E. 以上均错误

2. 绝经后骨质疏松症属于（　　）。
   A. 原发性骨质疏松症　　B. 继发性骨质疏松症　　C. 老年性骨质疏松症
   D. 特发性骨质疏松症　　E. 以上都不是

3. 死亡率、致残率最高的骨质疏松性骨折是（　　）。
   A. 椎骨骨折　　B. 腕部骨折　　C. 髋部骨折
   D. 肋骨骨折　　E. 股骨骨折

4. 对于低骨量病人药物干预的最重要目的是（　　）。
   A. 增加骨量　　B. 改善症状　　C. 防止骨折
   D. 提高生活质量　　E. 完全治愈

5. 下列哪项含钙量丰富且吸收率高，是钙的良好来源。（　　）
   A. 蛋类　　B. 奶和奶制品　　C. 肉类
   D. 鱼类　　E. 菌藻类食品

6. 诱发骨质疏松症的病因不包括（　　）。
   A. 活性维生素 D 缺乏　　B. 钙摄入不足　　C. 内分泌疾病
   D. 长期服用补充维生素的药物　　E. 大量饮咖啡

7. 骨质疏松的非药物治疗不包括下列哪项。（　　）
   A. 物理疗法　　B. 营养疗法　　C. 运动疗法
   D. 日光浴　　E. 静卧

8. 骨质疏松症最常见的症状是（　　）。
   A. 疼痛　　B. 身长缩短　　C. 驼背
   D. 骨折　　E. 呼吸系统障碍

9. 能促进钙吸收的措施是（　　）。

A. 经常在户外晒太阳　　B. 经常做理疗（热敷）　　C. 多吃谷类药物
D. 多饮酒　　E. 多吃绿色蔬菜

10. 骨质疏松治疗方法，不包括（　　）。

A. 补钙＋补维生素 D　　B. 阿仑膦酸钠　　C. 降钙素
D. 选择性雄激素受体调节剂　　E. 甲状旁腺素

A2 型题

11. 病人，女性，68 岁，近几年出现不明原因腰背疼痛、乏力，有时全身骨痛。无固定部位，劳累或活动后加重，不能负重。1 天前外出因路滑摔倒，腿痛加重不能活动，立即去医院就诊，诊断为"骨质疏松症，股骨颈骨折"。对该病人进行疾病早期饮食指导，以下错误的是（　　）。

A. 忌喝浓茶　　B. 高钙饮食　　C. 高蛋白饮食
D. 忌喝咖啡　　E. 戒酒

A3 型题

12～14 题题干

病人女性，58 岁。因全身不明原因疼痛 1 年入院，诊断为"骨质疏松症"。

12. 该病人治疗上最宜选择（　　）。

A. 钙剂　　B. 维生素 D　　C. 维生素 D＋钙剂
D. 抗骨质疏松药物　　E. 维生素 D＋钙剂＋抗骨质疏松药物

13. 对病人进行饮食指导，以下方法不能有效补钙的是（　　）。

A. 喝骨头汤　　B. 食用豆腐　　C. 喝牛奶
D. 食用小白菜　　E. 食用青菜

14. 对病人进行健康宣教，预防该病的主要措施有（　　）。

A. 经常性运动　　B. 预防性使用药物　　C. 避免服用促骨质丢失的药品
D. 合理的膳食营养和良好的生活方式　　E. 以上均是

15～17 题题干

病人女性，66 岁，近日该患者无明显诱因出现腰背痛，有时疼痛呈弥漫性，无固定部位。劳累或活动后可加重，且负重能力下降。既往糖尿病病史 17 年。

15. 为了明确诊断，首选的检查项目是（　　）。

A 骨密度测量　　B. 血钾　　C. 血钙
D. 碱性磷酸酶　　E. 血磷

16. 该病治疗上该病人首选药物为（　　）。

A. 雌激素　　B. 钙剂　　C. 维生素 D
D. 维生素 A　　E. 维生素 C

17. 对病人进行健康教育，错误的是（　　）。

A. 保证充足的钙剂摄入　　B. 增加运动量　　　　C. 遵医嘱服药
D. 多饮浓茶或咖啡　　　　E. 增加日光浴的时间

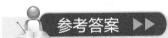

18、19 题题干

病人，女，65 岁，因腰痛 1 天入院。1 天前无明显诱因出现腰痛，无下肢痛，无肉眼血尿。休息和按摩不能缓解。其母亲 73 岁时发生过 1 次髋部骨折。查体：T 36.8℃、P 68 次/min、R 20 次/min、BP 116/75mmHg。无突眼，眼睑无浮肿，口唇红润，甲状腺不肿大。心率 68 次/min、律齐。两肺呼吸音清晰。输尿管行程无压痛，腰椎压痛明显。辅助检查：DEXA 法测定骨矿密度 BMD 的结果为腰椎 2～4T 值为－2.8，X 线示无腰椎骨折。促甲状腺激素、甲状旁腺激素和肌酐均正常。

18. 该病人应首先考虑的诊断是（　　）。
A. 绝经后骨质疏松症　　B. 腰椎间盘突出症　　C. 尿路感染
D. 肾结石　　　　　　　E. 腰肌劳损

19. 对病人进行健康教育，错误的是（　　）。
A. 保证充足的钙剂摄入　　B. 增加运动量　　　　C. 遵医嘱补充雌激素
D. 多饮浓茶或咖啡　　　　E. 增加日光浴的时间

参考答案

一、名词解释

1. 骨质疏松症：是一种以骨量减少、骨的微观结构退化为特征，致使骨脆性增加、骨强度降低及易发生骨折的一种全身性骨骼疾病。

2. 营养治疗：是根据病人的病理、病情、生理、心理特点，制定不同的膳食配方，通过适宜的途径，供给病人膳食，以改善其营养状况，增强机体抵抗力而促进病人康复的治疗手段。

二、填空题

1. 原发性骨质疏松症、继发性骨质疏松症、特发性骨质疏松症。
2. 骨痛、肌无力、骨折、身材缩短。

三、简答题

1. 答：（1）合理充足的钙摄入。
（2）合理充足的维生素 D。
（3）钠盐摄入要少。
（4）蛋白质摄入要适中。
（5）不要酗酒。
（6）不要大量饮用咖啡。
（7）少喝碳酸饮料。
（8）多吃蔬菜水果。
（9）多吃富含黄酮类物质的食物。

(10) 合理、平衡、全面的饮食，等等。

2. 答：(1) 与户外运动相结合，适当运动可增加和保持骨量。

(2) 食补与含钙制剂相结合。

(3) 同时注意补充维生素 D。

(4) 注意饮食中影响钙吸收和排泄的因素。

(5) 适度饮水以避免尿路结石形成。

四、选择题

1	2	3	4	5	6	7	8	9	10	11	12	13	14	15	16	17	18	19
E	A	C	C	B	D	E	A	A	D	C	E	A	E	A	A	D	A	D

（戴雅玥）

第六章 血液系统疾病病人的护理

第一节 概述、常见症状体征的护理

一、名词解释

1. 造血干细胞
2. 出血时间（BT）

二、填空题

1. 血细胞成分为_____、_____、_____。
2. 白细胞分为_____、_____、_____三种。

三、简答题

1. 血液系统疾病常见的症状及体征是什么？护理措施分别为哪些？
2. 血液系统疾病的辅助检查有哪些？

四、选择题

A1 型题

1. 成人的主要造血器官是（　　）。
   A. 肝　　　　　　　B. 脾　　　　　　　C. 卵黄囊
   D. 骨髓　　　　　　E. 淋巴结
2. 下列关于血细胞的功能叙述中不妥的是（　　）。
   A. 成熟红细胞可结合和输送氧气
   B. 功能正常的中性粒细胞是人体的主要防御机制之一
   C. 淋巴细胞经过胸腺作用后称为 T 淋巴细胞
   D. B 淋巴细胞主要参与细胞免疫

E. 嗜酸粒细胞与过敏、寄生虫感染有关
3. 血液病出血倾向的护理措施中，表述错误的是（　　）。
   A. 保持衣服轻软　　B. 避免皮肤摩擦　　C. 可行局部冷敷
   D. 高维生素饮食　　E. 深部肌内注射
4. 血液病继发感染的护理措施中，错误的是（　　）。
   A. 用紫外线行空气消毒，每日2次
   B. 女性清洗会阴，每日2次
   C. 鼻腔内涂抗生素软膏，每日2次
   D. 常规测体温，每日2次
   E. 餐前餐后，睡前晨起用漱口液漱口
5. 血液病的诊断中最有价值的是（　　）。
   A. 病史　　　　　　B. 体检　　　　　　C. 实验室检查
   D. X线检查　　　　 E. B超检查

A2 型题

6. 病人男性，20岁，因反复发热1个月余入院。曾用青霉素治疗，体温下降后又回升，最高达40℃。查体：T 39℃、P 100次/min、R 25次/min，精神萎靡，贫血貌，未见皮下出血点，全身浅表淋巴结未及，胸骨下端明显压痛，肝脾均肋下2cm，无压痛。化验：血WBC $15×10^9$/L，Hb 65g/L，血小板计数 $70×10^9$/L。外周血中可见到原始及早幼粒细胞。该病人最可能的诊断是（　　）。
   A. 急性白血病　　　　　　B. 再生障碍性贫血　　　　C. 多发性骨髓瘤
   D. 原发性血小板减少性紫癜　E. 慢性粒细胞白血病
7. 病人为一位制鞋工人，男性，25岁，自觉疲乏无力2个月。体检：皮肤黏膜苍白，巩膜物无黄染，浅表淋巴结及肝脾未及肿大。辅助检查：WBC $2.3×10^9$/L，Hb 67g/L，PLT $23×10^9$/L。最有可能的诊断是（　　）。
   A. 骨髓增生异常综合征　　B. 低增生性白血病　　　　C. 缺铁性贫血
   D. 再生障碍性贫血　　　　E. 溶血性贫血
8. 患儿男，10个月，奶粉喂养，一直未添加辅食，因皮肤黏膜苍白就诊，诊断为缺铁性贫血，护士对家长进行的健康指导中最重要的是（　　）。
   A. 防止外伤　　　　　　B. 预防患儿感染　　　　　C. 预防心力衰竭
   D. 限制患儿活动　　　　E. 为患儿补充含铁辅食

A3 型题

9~11题题干

患儿50天龄，出生体重2700g，母乳喂养，稀便10天，6~8次/天，进食稍减少，睡眠正常。查血常规示 Hb 98g/L，网织红细胞3%。

9. 最有可能的诊断是（　　）。

A. 营养不良性贫血 B. 腹泻致营养不良 C. 生理性贫血
D. 再生障碍性贫血 E. 地中海贫血

10. 护士指导家长对该婴儿补充铁剂的时间是（　　）。
A. 出生后即给 B. 出生后1个月 C. 出生后2个月
D. 出生后3个月 E. 无需补充

11. 护士对家长进行铁剂的用药指导中不正确的是（　　）。
A. 在饭前服用 B. 从小剂量开始服用
C. 长期服用可致中毒 D. 可与维生素C一起服用
E. 补充至Hb正常后2个月左右停药

12～14题题干

病人女19岁，月经淋漓不尽1个月余，伴全身乏力，无明显发热。查体：面色黏膜苍白，胸骨中下段压痛明显，浅表淋巴结、肝脾无明显肿大。辅助检查：RBC 3×10^{12}/L，WBC 15×10^9/L，Hb 70g/L，PLT 320×10^9/L。骨髓象：早幼粒细胞增生活跃。妇科彩超未见明显异常。

12. 该病人最可能的诊断是（　　）。
A. 血友病 B. 再生障碍性贫血 C. 原发性血小板增多症
D. 巨细胞性贫血 E. 急性粒细胞白血病

13. 该病人贫血的主要原因是（　　）。
A. 出凝血性失血性贫血 B. 红细胞破坏过多 C. 红细胞生成减少
D. 非出凝血性失血性贫血 E. 造血调节发生异常

14. 下列护理措施不合适的是（　　）。
A. 注意外阴清洁，防止感染 B. 高热时使用乙醇擦浴降温
C. 可使用开塞露保持大便通畅 D. 减少探视
E. 使用单独餐具

15～17题题干

30岁女性，因"牙龈出血半年"诊断为"特发性血小板减少性紫癜"，医嘱予以糖皮质激素口服治疗，近一周病人自行减少药物用量，两日前病人全身出现瘀点，牙龈出血增多，时有剧烈头晕头痛。查体：T 37.8℃、P 108次/min、R 18次/min、BP 106/70mmHg。躯干四肢弥漫分布瘀点。辅助检查：WBC 8×10^9/L，Hb 103g/L，N 80%、L 12%、M 4%，PLT 12×10^9/L，血涂片可见畸形血小板。

15. 该病人的首要治疗措施是（　　）。
A. 立即补充糖皮质激素 B. 输血 C. 大量输液
D. 头颅CT检查 E. 补充血小板

16. 若该病人在输血小板时出现昏迷、抽搐，最有可能是出现了（　　）。
A. 颅内出血 B. 输血小板副作用 C. 失血性休克
D. 感染性休克 E. 脑梗死

17. 作为护士，护理方面应首先采取（　　）。
A. 做好术前准备 B. 停止输血小板

C. 观察生命体征并立即通知医生　　D. 加快输注血小板

E. 通知家属

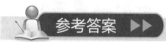

参考答案

一、名词解释

1. 造血干细胞：是血液系统中具有长期自我更新能力和具有分化成各类成熟血细胞潜能的异质性成体干细胞。

2. 出血时间（BT）：在一定条件下，人为刺破皮肤毛细血管后，从血液自然流出到自然停止所需的时间，称为出血时间。

二、填空题

1. 红细胞、白细胞、血小板。

2. 粒细胞、单核细胞、淋巴细胞。

三、简答题

1. 答：（1）贫血：保证充足休息，重度贫血缺氧应卧床休息，减轻心脏负荷。给予高蛋白、高热量、高维生素、易消化的饮食。并注意观察病情，做好对症护理及用药护理、心理护理。

（2）出血或出血倾向：出血严重需要卧床休息，避免外伤，饮食多吃蔬菜、水果，防止便秘，禁吃坚硬多刺辛辣食物。注意出血部位及出血量，观察生命体征及细微变化，检测血小板计数、出血时间等。注意皮肤、口腔牙龈、黏膜、内脏等部位出血的预防和护理。

（3）继发感染：加强口腔、皮肤及肛周的护理，保持室内清洁、高湿度，定期室内消毒，限制探视人数，防止交叉感染，肌内或静脉注射时严格执行无菌操作。

（4）骨关节疼痛：积极抗白血病治疗如化疗，白血病得以有效控制，疼痛也就随之减轻。对白血病尚未得到有效控制以及晚期无法控制时出现的疼痛，应采取止痛措施。

（5）其他：反复持续发热，皮肤黏膜苍白、黄染、瘀点瘀斑，胸骨中下段压痛、肝脾淋巴结肿大。

2. 答：（1）血液学检查：红细胞计数、白细胞计数、网织红细胞计数。

（2）骨髓象检查。

（3）止血凝血功能检查：血小板计数、出血时间测定、凝血时间测定、毛细血管抵抗力试验。

四、选择题

1	2	3	4	5	6	7	8	9	10	11	12	13	14	15	16	17
D	D	E	A	C	A	D	E	C	C	C	A	E	D	B	E	C

（陆曼曼）

第二节　贫血病人的护理

一、名词解释

1. 贫血

2. 缺铁性贫血

3. 再生障碍性贫血

二、填空题

1. 再生障碍性贫血主要的临床表现有：_____、_____、_____。
2. 根据红细胞形态，可将贫血分为：_____、_____、_____。

三、简答题

1. 口服铁剂的注意事项有哪些？
2. 贫血的病因有哪些？

四、选择题（单选题）

A1 型题

1. 缺铁性贫血最常见的病因是（　　）。
   A. 摄入不足　　　　　　B. 吸收障碍　　　　　　C. 骨髓增生低下
   D. 慢性失血　　　　　　E. 破坏增多
2. 反映骨髓红系造血功能最佳的指标是（　　）。
   A. 红细胞计数　　　　　B. 红细胞压积　　　　　C. 血红蛋白测定
   D. 红细胞形态观察　　　E. 网织红细胞计数
3. 重型再障早期最突出的表现为（　　）。
   A. 重度贫血　　　　　　B. 感染和出血　　　　　C. 心悸、呼吸困难
   D. 乏力、头晕　　　　　E. 发绀、呼吸困难

A2 型题

4. 营养师制定的菜谱中有：动物内脏、蛋黄、海带、木耳，此菜谱最适合以下哪类病人食用。（　　）
   A. 缺铁性贫血　　　　　B. ITP　　　　　　　　C. 巨幼细胞性贫血
   D. 急性溶血性贫血　　　E. 铁粒幼细胞性贫血
5. 一位重型再障患者，入院查体发现有大片的瘀斑和血肿，以下护理措施不妥的是（　　）。
   A. 避免肢体受压　　　　B. 保持皮肤清洁　　　　C. 尽量减少或避免肌注
   D. 肢体出血时应限制活动　E. 热敷促进出血尽快吸收
6. 一缺铁性贫血病人，每日口服铁剂治疗，护士应嘱咐病人如何服药。（　　）
   A. 晨起空腹状态服药　　B. 两餐之间或餐后服药　C. 可与牛奶同服
   D. 避免与维生素 C 同服　E. 以上均正确

A3 型题

7~8 题题干

一位住院病人，查体，全身有散在的出血点，血常规：红细胞 $3\times 10^{12}/L$，Hb 70g/L，WBC $2.8\times 10^9/L$，血小板 $80\times 10^9/L$。

7. 此病人诊断最可能是（　　）。
   A. 巨幼细胞性贫血　　　B. 溶血性贫血　　　C. 白血病
   D. 再生障碍性贫血　　　E. 缺铁性贫血

8. 病人要求外出看电影，作为当班护士应该（　　）。
   A. 耐心劝阻　　　B. 强硬拒绝　　　C. 嘱外出注意保暖
   D. 嘱观影情绪平稳　　　E. 嘱按时回病房，不可劳累

A4 型题

9~12 题题干

病人女，19岁，因长期苍白、乏力就诊。查体：神清，精神可，皮肤苍白粗糙，发枯黄，巩膜无黄染，指甲凹凸不平，肝脾肋下未触及。辅助检查：Hb 80g/L，红细胞体积小，中央淡染区扩大。

9. 此病人诊断最可能是（　　）。
   A. 巨幼细胞性贫血　　　B. 溶血性贫血　　　C. 白血病
   D. 再生障碍性贫血　　　E. 缺铁性贫血

10. 为明确诊断应进一步检查（　　）。
    A. 肝功能　　　B. 铁代谢　　　C. 肾功能
    D. 凝血功能　　　E. 生化、电解质

11. 指导病人多吃含铁丰富的食物，以下哪项除外。（　　）
    A. 猪肝　　　B. 蛋黄　　　C. 海带
    D. 木耳　　　E. 苹果

12. 病人服用铁剂后，排出黑便，原因是（　　）。
    A. 引起胃黏膜急性炎症出血　　　B. 诱发消化性溃疡出血
    C. 生成硫化铁，粪便被染色　　　D. 肠道黏膜被铁剂腐蚀破溃出血所致
    E. 以上均正确

13~16 题题干

男，17岁，寒颤高热3天，伴鼻出血和口腔溃疡入院。体格检查：神清，精神萎靡，全身可见散在出血点，浅表淋巴结未及肿大，胸骨无压痛，肝脾未触及。入院时查血常规：Hb 90g/L，WBC $1.1\times 10^9/L$，中性粒细胞0.15，淋巴细胞0.85，血小板 $15\times 10^9/L$，网织红细胞0.001。

13. 此病人诊断最可能是（　　）。

A. 巨幼细胞性贫血 B. ITP C. 白血病
D. 重型再生障碍性贫血 E. 以上都是

14. 为明确诊断应进一步检查（   ）。
A. 肝功能 B. 铁代谢 C. 骨髓象检查
D. 凝血功能检查 E. 血培养

15. 该病人健康评估要补充（   ）。
A. 现病史 B. 有害物质接触史 C. 家族史
D. 成长发育史 E. 以上都不对

16. 该病人治疗首选方案为（   ）。
A. 环孢素、抗生素、G-CSF B. 雄激素、抗生素、输血小板
C. 联合化疗、抗生素、输红细胞 D. 自体骨髓移植
E. 抗生素、输血小板、输红细胞

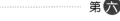

参考答案

一、名词解释

1. 贫血：指人体外周血红细胞容量减少，低于正常范围下限，不能运输足够的氧至组织而产生的综合征。临床上常以外周血液中的血红蛋白（Hb）作为判断依据：我国海平面地区成年男性 Hb<120g/L、成年女性（非妊娠）Hb<110g/L，妊娠时 Hb<100g/L。

2. 缺铁性贫血：由于铁的需求与供给失衡，导致体内储存铁缺乏使血红蛋白合成减少而引起的一种小细胞低色素性贫血，是临床上最常见的贫血类型。

3. 再生障碍性贫血：简称再障，又称获得性骨髓造血功能衰竭症，是由多种原因引起造血干细胞数量减少和（或）功能障碍所引起的一类贫血。

二、填空题

1. 贫血、出血、感染。
2. 大细胞性贫血、正细胞性贫血、小细胞性贫血。

三、简答题

1. 答：（1）口服铁剂时应使用吸管，以免染黑牙齿。治疗期间，因铁与大肠内硫化氢反应生成硫化铁，使大便颜色变为褐黑色，停用铁剂后即恢复正常。

（2）口服铁剂应在饭后服药，避免空腹服药，以减轻药物对胃肠道的刺激而引起的恶心呕吐。同时服用维生素 C 或果汁，因酸性环境有利于铁的吸收。

（3）口服铁剂期间，避免服用浓茶或咖啡，因茶、咖啡中含有大量鞣酸，能与铁生成不溶性的铁质沉淀，而妨碍铁的吸收。牛奶及其他碱性物质也可影响铁的吸收，应避免同时服用。

（4）服用几个月后，临床症状改善、血色素正常后，不能立即停药，还应在医生指导下再服 3~6 个月，以补充体内的储存铁，防止贫血的复发。

2. 答：（1）RBC 生成减少

① 造血干细胞增生和分化异常：AA、MDS。
② 骨髓被异常组织浸润：白血病、MM、转移癌。
③ 细胞成熟障碍：DNA 合成障碍，Hb 合成障碍。

(2) RBC 破坏过多：RBC 内在缺陷、RBC 外在因素。

(3) 失血：急性、慢性失血性贫血（IDA）。

四、选择题

1	2	3	4	5	6	7	8	9	10	11	12	13	14	15	16
D	E	B	A	E	B	D	A	E	B	E	C	D	C	B	A

（张玉颖）

第三节 出血性疾病病人的护理

一、名词解释

1. 特发性血小板减少性紫癜（ITP）
2. 过敏性紫癜

二、填空题

过敏性紫癜分为＿＿＿、＿＿＿＿、＿＿＿＿、＿＿＿＿、＿＿＿＿五型。

三、简答题

1. ITP 病人的治疗及护理措施有哪些？
2. 过敏性紫癜的治疗及护理措施有哪些？

四、选择题（单选题）

A1 型题

1. 下列出血性疾病单纯与病人血管壁异常有关的是（　　）。
   A. 血友病　　　　　　B. ITP　　　　　　C. 维生素 K 缺乏症
   D. DIC　　　　　　　E. 过敏性紫癜

2. 关于血小板减少性紫癜慢性病人的临床表现，下列表述不确切的是（　　）。
   A. 起病缓慢　　　　　B. 青年女性多见　　C. 月经过多为主要表现
   D. 病情迁延数年　　　E. 多数病人可获痊愈

3. 关于过敏性紫癜肾型的论述，下列表述正确的是（　　）。
   A. 少数病人可数周内恢复
   B. 多数病人可迁延数月
   C. 极少数发生尿毒症
   D. 尿常规可见大量白细胞

E. 多在紫癜型发生前 2 周出现尿液改变

A2 型题

4. 患儿男性，4 岁，因反复咳嗽 10 天，全身出现瘀点 2 天入院。10 天患儿出现"上感"，输液治疗咳嗽咳痰好转，无明显发热。查体：T 36.5℃、P 95 次/min、R 20 次/min，精神可，全身弥漫分布皮下出血点，全身浅表淋巴结、肝脾未及明显肿大，胸骨无压痛。化验：血 WBC 8×10^9/L，Hb 128g/L，血小板计数 15×10^9/L。该病人最可能的诊断是（　　）。

A. 血友病　　　　　　　　B. 再生障碍性贫血　　　　　C. 遗传性球细胞增多症

D. 特发性血小板减少性紫癜　　E. 过敏性紫癜

5. 病人女性，48 岁，以特发性血小板减少性紫癜收入院，最常见的出血部位为（　　）。

A. 皮肤黏膜　　　　　　　B. 消化道　　　　　　　　　C. 泌尿道

D. 生殖道　　　　　　　　E. 颅内

A3 型题

6~8 题题干

病人女性，30 岁，1 年来反复发生四肢下肢瘀斑，月经量增多。查血常规示 Hb 90g/L，RBC 3×10^{12}/L，PLT 50×10^9/L。既往身体健康，初步诊断为 ITP。

6. 治疗时应首选（　　）。

A. 糖皮质激素　　　　　　B. 脾切除　　　　　　　　　C. 血浆置换

D. 大剂量丙种球蛋白　　　E. 输注血小板

7. 下列护理措施不正确的是（　　）。

A. 积极安抚病人　　　　　B. 密切关注病情　　　　　　C. 使用止血药物

D. 多吃蔬菜水果，避免坚硬食物　　E. 严重者卧床休息

8. 与目前病情不符合的护理诊断或合作性问题是（　　）。

A. 组织完整性受损　　　　B. 有受伤的危险　　　　　　C. 有感染的危险

D. 知识缺乏　　　　　　　E. 潜在并发症：颅内出血

9~11 题题干

病人女 46 岁，大面积烧伤 2 周，伴感染性休克，护士在观察病情时发现其下肢皮肤上有瘀点瘀斑，对称性分布，深红色，压之不褪色。该病人神志不清，脉搏细速、呼吸浅促，血压 70/50mmHg，无尿。立即抽血查 Hb 78g/L，PLT 40×10^9/L，纤维蛋白原 1.9g/L，凝血酶原时间延长，3P 试验阳性。

9. 该病人最可能的诊断是（　　）。

A. ITP　　　　　　　　　B. 再生障碍性贫血　　　　　C. 过敏性休克

D. 过敏性紫癜　　　　　　E. 急性粒细胞白血病

10. 该病人出血的主要原因是（　　）。
    A. 血小板减少　　　　　B. 血管损伤　　　　　C. 纤维蛋白合成障碍
    D. 血小板减少性紫癜　　E. 发生了弥散性血管内凝血（DIC）
11. 该病人主要的护理诊断是（　　）。
    A. 组织完整性受损　　　B. 排尿异常　　　　　C. 组织灌注量改变
    D. 有窒息的危险　　　　E. 营养失调：低于机体需要量

12～15 题题干

病人男性，18 岁，因"皮肤瘀斑 2 周，黏液便 3 天"入院，此前病人曾有低热、全身乏力类似"感冒"症状，治疗过程中病人出现了膝关节肿胀疼痛，影响行走。查体：T 36.2℃、P 78 次/min、R 18 次/min、BP 120/60mmHg。下肢弥漫分布成片瘀斑。辅助检查：WBC 8×10^9/L，Hb 123g/L，PLT 278×10^9/L。

12. 该病人最需检查以下哪项做进一步确诊。（　　）
    A. 骨髓穿刺　　　　　　B. 凝血功能检查　　　C. 大便常规
    D. 下肢 X 线　　　　　　E. 毛细血管脆性试验
13. 该病人属于所患疾病哪种类型。（　　）
    A. 单纯性　　　　　　　B. 腹型　　　　　　　C. 关节型
    D. 混合型　　　　　　　E. 肾型
14. 下列护理措施错误的是（　　）。
    A. 嘱咐病人多卧床休息　B. 服用海鲜等高蛋白食物
    C. 观察病人腹泻情况　　D. 及时疏导病人心理情绪障碍
    E. 采取合适体位减轻痛苦
15. 该疾病治疗不包括（　　）。
    A. 防治感染　　　　　　B. 免疫抑制剂　　　　C. 输血小板
    D. 抗过敏治疗　　　　　E. 泼尼松口服

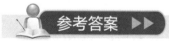

参考答案

一、名词解释

1. 特发性血小板减少性紫癜（ITP）：一种免疫介导的血小板破坏增多，外周血中血小板减少的出血性疾病。

2. 过敏性紫癜：为一种常见的血管变态反应性疾病，因机体对某些致敏物质产生变态反应，导致毛细血管脆性及通透性增加，血液外渗，产生紫癜、黏膜及某些器官出血。

二、填空题

单纯型、腹型、关节型、肾型、混合型。

三、简答题

1. 答：（1）治疗措施：止血治疗、糖皮质治疗、脾切除、免疫抑制剂、急重症处理。

（2）护理措施

① 休息与体位：严重出血及血小板明显减少者卧床休息、避免外伤。

② 饮食：多吃蔬菜、水果、防止便秘，禁吃坚硬多刺辛辣食物。

③ 观察：注意出血部位及出血量，观察生命体征及细微变化，检测血小板计数、出血时间等。

④ 注意皮肤、口腔牙龈、黏膜、内脏等部位出血的预防和护理。

2. 答：(1) 治疗措施：消除致病因素，如防治感染、抗过敏治疗、糖皮质激素、对症治疗及免疫抑制剂治疗等。

(2) 注意休息及体位：卧床可加快症状消失；饮食护理：避免进食过敏性食物，进食清淡、易消化的食物；病情观察：生命体征、瘀点、瘀斑出现部位，腹痛部位性质程度以及伴随症状等；做好对症护理、用药护理及心理护理。

四、选择题

1	2	3	4	5	6	7	8	9	10	11	12	13	14	15
E	E	D	D	A	A	C	A	D	B	E	E	D	B	C

(陆曼曼)

第四节 白血病病人的护理

一、名词解释

1. 白血病
2. 完全缓解
3. Ph 染色体

二、填空题

1. 急性白血病化疗过程分为：＿＿＿＿＿、＿＿＿＿＿。
2. 慢粒的整个病程分为：＿＿＿＿、＿＿＿＿、＿＿＿＿三个时期。其最显著的体征是＿＿＿＿。

三、简答题

1. 简述白血病常见的病因。
2. 简述急性白血病常见的临床表现。

四、选择题（单选题）

A1 型题

1. 急性白血病出血的主要原因是（　　）。

A. 血小板减少　　　　B. 血管壁被白血病细胞破坏　　　　C. 纤维蛋白溶解

D. 凝血因子生成减少　　　　　E. DIC

2. 急慢性白血病的鉴别主要依靠（　　）。

A. 发病疾缓、病程长短　　　B. 肝脾、淋巴结肿大　　　C. 血常规结果

D. 外周血细胞形态观察　　　E. 骨髓原始细胞计数

3. 下列表述不正确的是（　　）。

A. M3型白血病常见 t(15：17)

B. 急性粒细胞白血病常见 Auer 小体

C. 急性淋巴细胞白血病好发于中年人

D. 慢性淋巴细胞白血病好发于老年人

E. 慢性粒细胞白血病常见脾脏肿大

A2 型题

4. 病人男，40岁，因高热伴全身出血就诊，查体胸骨压痛阳性，肝脾轻度肿大。血象：WBC $50×10^9/L$，可见幼稚细胞，Hb 40g/L，血小板 $50×10^9/L$，该病人最可能的诊断是（　　）。

A. 类白血病反应　　　　　B. 败血症　　　　　C. ITP

D. 急性白血病　　　　　　E. 淋巴瘤

5. 一位白血病病人，入院化疗期间突然出现头痛、恶心、呕吐、视力模糊等症状，该病人最可能出现（　　）。

A. 颅内出血　　　　　　B. 消化道出血　　　　　C. 败血症

D. TIA　　　　　　　　E. 以上均错误

6. 一位白血病病人，在化疗期间出现了多种化疗副反应，以下处理措施中不正确的是（　　）。

A. 出血性膀胱炎：多饮水

B. 胃肠道反应：禁食

C. 口腔溃疡：利多卡因含漱

D. 脱发：告之病人化疗结束可再生，建议化疗前剪发

E. 内脏出血：输血小板

A3 型题

7、8题题干

病人男，18岁，因发热、牙龈出血3天就诊。查体：胸骨压痛明显，肝脾肿大。血常规：红细胞 $2×10^{12}/L$，WBC $50×10^9/L$，血小板 $20×10^9/L$。骨髓常规：原始细胞40%。

7. 该病人最可能诊断为（　　）。

A. 急性白血病　　　　　B. 慢性白血病　　　　　C. 血友病

D. 类白血病反应　　　　E. 再生障碍性贫血

8. 确诊依据是（　　）。

A. 牙龈出血　　　　　　B. 胸骨压痛　　　　　　C. 肝脾肿大

D. 血常规 WBC $50×10^9$/L   E. 骨髓常规：原始细胞 40%

9、10题题干

病人女，30岁，确诊慢性粒细胞白血病3年。近期脾脏肿大明显，高热，血常规：红细胞 $1.8×10^{12}$/L，WBC $20×10^9$/L，血小板 $20×10^9$/L。骨髓常规：原始细胞 35%。

9. 该病人最有可能发生了（　　）。

A. 感染   B. 慢粒急性变   C. 脾脏栓塞

D. 脾脏破裂   E. 慢粒加速期

10. 关于该病人的治疗方案错误的是（　　）。

A. 联合化疗   B. 输血小板   C. 此时不能进行化疗

D. 输红细胞   E. 骨髓干细胞移植

11~13题题干

病人女，40岁，诊断急性白血病入院化疗，化疗缓解期，病人出现头痛，恶心，呕吐，查体：T 37.2℃，脑膜刺激征阳性。血常规：红细胞 $3×10^{12}$/L，WBC $3.8×10^9$/L，血小板 $100×10^9$/L。

11. 该病人最有可能是出现了（　　）。

A. 颅内感染   B. 颅内出血   C. TIA

D. 贫血   E. 中枢神经系统白血病

12. 出现该情况的主要原因是（　　）。

A. 化疗药物的副反应

B. 颅内白血病细胞对化疗药耐受

C. 多数化疗药物无法通过血脑屏障

D. 病人个体差异

E. 病人劳累或情绪激动

13. 此时该如何治疗。（　　）

A. 增加化疗药物种类

B. 加大化疗药物剂量

C. 输血小板

D. 鞘内注射甲氨蝶呤、阿糖胞苷、激素

E. 嘱病人休息，保持情绪平稳

14~16题题干

男性，30岁，主诉乏力3个月，伴上腹饱胀感，体检：脾脏肋下5cm，Hb 90g/L，WBC $170×10^9$/L，血小板 $200×10^9$/L，NAP(−)。

14. 此病人如需确诊，要做的检查是（　　）。

A. 腹部 CT   B. 骨髓检查   C. 生化全套

D. 腹部 B 超   E. 肿瘤标志物

15. 若该病人做骨髓检查，骨髓增生极度活跃，中晚幼及杆状粒细胞增多，骨髓原始细胞大于10%但小于20%，考虑病人诊断为（　　）。

A. 急性白血病   B. 再障   C. 慢性粒细胞白血病

D. 慢性淋巴细胞白血病　　　E. ITP

16. 此时病人考虑处于疾病的哪个分期。（　　）

A. 慢性期　　　　　　B. 加速期　　　　　　C. 急变期
D. 稳定期　　　　　　E. 终末期

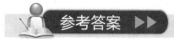

参考答案

一、名词解释

1. 白血病：一类起源于造血干细胞的恶性克隆性疾病。由于白血病细胞自我更新增强、增殖失控、分化障碍、凋亡受阻而停滞在细胞发育的不同阶段。在骨髓和其他造血组织中，白血病细胞大量异常增生累积，并浸润破坏全身各组织器官，而正常组织的造血功能受到抑制。

2. 完全缓解：临床无白血病浸润所致的症状和体征，生活正常或接近正常；血常规化验显示血红蛋白≥100g/L（男性）或≥90g/L（女性及儿童），中性粒细胞绝对值≥$1.5×10^9$/L，血小板≥$100×10^9$/L，外周血中未发现白血病细胞；骨髓中原始细胞≤5%，红细胞及巨核细胞系正常。

3. Ph 染色体：又称费城一号染色体。95%以上的慢粒白血病病人血细胞中出现 Ph 染色体，为 9 号和 22 号染色体长臂易位。

二、填空题

1. 诱导缓解、缓解后治疗。

2. 慢性期、加速期、急变期，脾大。

三、简答题

1. 答：白血病常见的病因如下。

（1）病毒感染：常见有 EB 病毒、HIV 病毒等。

（2）化学因素如接触苯及其衍生物、亚硝胺类物质、保泰松及其衍生物、氯霉素等。

（3）放射因素：包括 X 射线、γ 射线。

（4）遗传因素：一些遗传性疾病人群罹患白血病概率高。如先天性再生障碍性贫血、共济失调-毛细血管扩张症、先天性免疫球蛋白缺乏症等病人的白血病发病率均较高。

2. 答：（1）骨髓造血功能破坏引起的症状。

① 出血：由于制造血小板的巨核细胞减少，以致血小板缺乏。

② 贫血：制造红细胞的母细胞减少，导致红细胞的缺乏。

③ 持续发烧，感染经久不愈：大部分的白细胞都是血癌细胞，无正常功能，导致免疫力下降，容易受到感染。

（2）血癌细胞浸润组织引起的症状：淋巴结肿大、骨痛或关节痛、牙龈肿胀、肝脾肿大、头痛和呕吐、皮肤出现硬块、心包膜或是肋膜腔积水。

四、选择题

1	2	3	4	5	6	7	8	9	10	11	12	13	14	15	16
A	E	C	D	A	B	A	E	B	C	E	C	E	D	C	B

（张玉颖）

第五节 血液系统常用诊疗技术的护理

一、名词解释

造血干细胞移植（HSCT）

二、填空题

1. 造血干细胞移植按干细胞采集部位不同可分为_____、_____、_____。
2. 骨髓穿刺的常用部位为_____、_____、_____、_____。

三、简答题

1. 移植造血干细胞后主要的并发症有哪些以及护理措施有哪些？
2. 造血干细胞移植的术前准备有哪些？

四、选择题（单选题）

A1 型题

1. 下列不适宜造血干细胞移植的是（　　）。
   A. 急性淋巴细胞白血病　　B. 再生障碍性贫血　　C. 特发性血小板减少
   D. 小细胞肺癌　　　　　　E. 骨髓异常增生综合征
2. 以下哪项为异基因造血干细胞移植成功后最严重的并发症。（　　）
   A. 感染　　　　　　　　　B. 移植物抗宿主病　　C. 间质性肺炎
   D. 肝静脉闭塞病　　　　　E. 出血

A2 型题

3. 病人男性，10岁，因颈部淋巴结肿大3个月入院，伴低热，消炎治疗无效，入院予以骨髓穿刺后初步诊断为急性淋巴细胞白血病，最有效的治疗手段为（　　）。
   A. 联合化疗　　　　　　　B. HSCT　　　　　　　C. 手术治疗
   D. 保守对症治疗　　　　　E. 继续抗感染治疗

A3 型题

4~6题题干

病人女性，30岁，5个月前确诊"多发性骨髓瘤"，1个月前行造血干细胞移植。今日病人出现了高热，最高39.6℃，血培养出现G⁻菌。

4. 下列不属于针对该病人的护理措施是（　　）。

A. 保持病人居住环境和用物无菌　　B. 医护人员注意无菌操作
C. 增强病人免疫力　　　　　　　　D. 保持病人居所通风换气
E. 加强基础护理

5. 下列治疗不正确的是（　　）。
A. 积极抗病毒治疗　　　　　　　　B. 入住层流病房
C. 积极物理降温　　　　　　　　　D. 高蛋白高维生素饮食
E. 输注粒细胞集落刺激因子

6. 与导致目前病情无关的是（　　）。
A. 全血细胞减少　　　　B. 留置导管　　　　C. 病人免疫力低下
D. 黏膜屏障受损　　　　E. 营养缺乏

7～9题题干

病人女20岁，因月经量增多伴乏力3个月来诊，查体可见病人皮肤黏膜苍白，无明显瘀点瘀斑，胸骨无明显压痛，肝脾及淋巴结无明显肿大。血常规查 Hb 65g/L，PLT 230×10^9/L，MCV、MCHC降低，凝血功能基本正常。

7. 该病人贫血程度为（　　）。
A. 无贫血　　　　　　　B. 轻度贫血　　　　C. 中度贫血
D. 重度贫血　　　　　　E. 极重度贫血

8. 通过以下哪种检查可观察到"核老浆幼"的现象。（　　）
A. 骨髓穿刺　　　　　　B. 腰椎穿刺　　　　C. 凝血功能
D. 胸部X线　　　　　　E. 血涂片

9. 若病人行骨穿术，应该注意以下事项除了（　　）。
A. 穿刺部位无皮肤破损感染　　　　B. 再次确认病人凝血功能
C. 注意无菌操作
D. 术后嘱咐病人卧床平躺休息24h
E. 观察穿刺部位出血情况

10～13题题干

病人男性38岁，化工厂工人，因"牙龈出血3个月"入院，入院后完善各项检查后确诊"急性淋巴细胞白血病"。查体：T 36.2℃、P 78次/min、R 18次/min、BP 120/60 mmHg。下肢弥漫分布成片瘀斑。辅助检查：WBC 160×10^9/L，Hb 100g/L，PLT 50×10^9/L。骨髓穿刺原始淋巴细胞增多45%。该病人配型成功后拟行HSCT术。

10. 该病人行HSCT术前应该做的准备不包括（　　）。
A. 无菌层流室准备　　　　　　　　B. 做好病人心理准备
C. 全面体格检查及辅助检查　　　　D. 口服肠道抗生素
E. 将病人衣物洗净后直接放入层流室

11. 该病人在行HSCT后出现皮肤弥漫性皮疹，可能是发生了（　　）。
A. 过敏反应　　　　　　B. 皮肤感染　　　　C. 移植物抗宿主病

D. 过敏性紫癜　　　　　　　　E. 正常反应

12. 下列哪项是提示移植成功的直接证据。(　　)

A. 病人血象恢复正常　　　　　B. 病人骨髓与血细胞在细胞遗传学方面与供者一致

C. 观察症状消失　　　　　　　D. 异基因骨髓移植后表现出移植物抗宿主病

E. 以上均是

13. 下列护理措施不正确的是(　　)。

A. 将口服药物直接用吸管注入口中

B. 直接输注血液制品

C. 定期检查静脉插管

D. 移植后每日做血象检查

E. 使用环孢素时监测肝肾功能

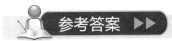

一、名词解释

造血干细胞移植（HSCT）：指经超剂量化疗或免疫抑制预处理后，清除受体体内的肿瘤细胞、异常克隆细胞，阻断发病机制，然后把正常自体或异体造血干细胞移植给受体，使受体重建正常造血和免疫功能，从而达到治疗目的的一种治疗方法。

二、填空题

1. 骨髓移植、外周造血干细胞移植、脐血移植。

2. 髂前上棘、髂后上棘、胸骨穿刺点、腰椎棘突。

三、简答题

1. 答：(1) 感染：最常见，措施为保持病人居住环境和用物无菌，控制入室人员，执行医务人员自身净化制度，加强基础护理，保持病人自身无菌，增强病人免疫力。

(2) 移植物抗宿主病：密切观察有无本并发症出血，及早发现并配合做好救治工作，输血液制品时 γ 射线或紫外线照射后再使用以免带入免疫细胞。

(3) 肝静脉闭塞症：注意观察并协助检查。

(4) 间质性肺炎：观察病人呼吸改变情况，必要时高流量正压吸氧。

2. 答：供者选择及准备；无菌层流室的准备；受者准备：心理护理、全面体检及辅助检查、严格消毒隔离和预防感染；移植前预处理；颈静脉或锁骨下静脉置管备用。

四、选择题

1	2	3	4	5	6	7	8	9	10	11	12	13
C	B	B	D	A	E	C	A	D	E	C	B	B

（陆曼曼）

第七章 泌尿系统疾病病人的护理

第一节 概述、常见症状体征的护理

一、名词解释

1. 肾炎性水肿
2. 膀胱刺激征
3. 肾性高血压

二、填空题

正常人每日尿量约为1000~2000ml，平均____ml。超过____ml，称为多尿；少于____ml，称为少尿；少于____ml，称为无尿；夜间尿量超过____ml或超过白天尿量，称为夜尿增多。

三、简答题

1. 肾性水肿的护理诊断是什么？
2. 如何区分肾小球源性血尿和非肾小球源性血尿？

四、选择题（单选题）

A1 型题

1. 夜尿增多是指成人夜间尿量多于（　　）。
   A. 1000ml　　　　　　B. 750ml　　　　　　C. 100ml
   D. 400ml　　　　　　E. 500ml
2. 尿毒症引起的贫血，最为主要的原因是（　　）。
   A. 促红细胞生成素的减少
   B. 毒素使红细胞寿命缩短

C. 毒素抑制骨髓造血

D. 严重的呕血、贫血

E. 铁、叶酸等造血物质的缺乏

3. 关于肾性水肿肾功能尚正常者护理措施，表述错误的是（　　）。

A. 限制钠盐摄入　　　　B. 保持皮肤清洁　　　　C. 病室定期清洁、消毒

D. 低蛋白饮食　　　　　E. 静脉输液需控制滴速和总量

4. 我国成年人引起肾性高血压最常见的疾病是（　　）。

A. 慢性肾盂肾炎　　　　B. 慢性肾小球肾炎　　　C. 急性肾小球肾炎

D. 肾动脉硬化　　　　　E. 肾动脉狭窄

5. 少尿是指成人24h尿量少于（　　）。

A. 10ml　　　　　　　　B. 50ml　　　　　　　　C. 100ml

D. 150ml　　　　　　　 E. 400ml

6. 大量蛋白尿是指24h尿蛋白量超过（　　）。

A. 150mg　　　　　　　B. 350mg　　　　　　　C. 1500mg

D. 2500mg　　　　　　 E. 3500mg

7. 导致发生肾病性水肿的机制主要是（　　）。

A. 急性高血压引起急性心功能不全

B. 急性醛固酮增多引起水、钠潴留

C. 肾小球滤过率下降引起水、钠潴留

D. 血浆胶体渗透压下降

E. 非蛋白氮升高

8. 下列不能减少尿路刺激征的措施是（　　）。

A. 鼓励病人多饮水　　　B. 限制蛋白质摄入　　　C. 严重者卧床休息

D. 保持外阴清洁　　　　E. 嘱病人勿紧张

9. 尿细菌检查标本应在多长时间内送检。（　　）

A. 1h　　　　　　　　　B. 2h　　　　　　　　　C. 3h

D. 4h　　　　　　　　　E. 5h

10. 护理肾衰竭少尿期病人，下列叙述正确的是（　　）。

A. 大量补液　　　　　　B. 摄入含钾食物　　　　C. 禁用库存血

D. 及时补充钾盐　　　　E. 加强蛋白质摄入

11. 关于急性肾衰竭少尿或无尿期饮食处理的表述不正确的是（　　）。

A. 热量供应以蛋白质为主　B. 热量供应以糖为主　　C. 可给适量的脂肪乳剂

D. 高维生素　　　　　　E. 高热量

12. 肾性水肿有胸腔积液者最合适的体位是（　　）。

A. 半卧位　　　　　　　B. 侧卧位　　　　　　　C. 抬高下肢卧位

D. 头低脚高卧位　　　　E. 截石卧位

13. 关于血尿的陈述正确的是（　　）。

A. 新鲜尿沉渣每高倍视野红细胞＞5个

B. 1h 尿红细胞计数超过 10 万

C. 1h 尿红细胞计数超过 20 万

D. 1h 尿红细胞计数超过 30 万

E. 新鲜尿沉渣每高倍视野红细胞＞20 个

14. 关于菌尿的陈述正确的是（　　）。

A. 中段尿培养细菌≥10^5/ml

B. 中段尿培养细菌≥10^9/ml

C. 中段尿培养细菌≥10^2/ml

D. 中段尿培养细菌≥10^3/ml

E. 中段尿培养细菌≥10^4/ml

15. 膀胱刺激征发生时的最佳体位为（　　）。

A. 双下肢屈曲平卧位　　　B. 侧卧位　　　C. 抬高下肢卧位

D. 头低脚高卧位　　　E. 截石位

16. 对膀胱刺激征病人医生建议口服碳酸氢钠溶液的目的是（　　）。

A. 碱化尿液　　　B. 止痛　　　C. 消炎

D. 解痉　　　E. 利尿

17. 肾性高血压病人的饮食原则是（　　）。

A. 低盐、低脂肪、低胆固醇饮食

B. 低盐、高蛋白、低胆固醇饮食

C. 低盐、高热量、低胆固醇饮食

D. 低盐、低蛋白、低胆固醇饮食

E. 低盐、低热量、低胆固醇饮食

A2 型题

18. 病人，男 35 岁，近日因出现水肿来我院就诊。尿液检查蛋白（＋），红细胞 5～10/HP，白细胞 2～3/HP，拟诊慢性肾炎普通型。体检时最可能发现水肿的部位是（　　）。

A. 眼睑和颜面　　　B. 足背和踝部　　　C. 胸壁和腹壁

D. 臀部和阴部　　　E. 手背和腕部

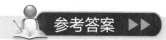

一、名词解释

1. 肾炎性水肿：主要是由于肾小球滤过率下降，而肾小管的重吸收功能正常，从而导致"球-管失衡"，引起水、钠潴留，毛细血管静水压增高而出现水肿。

2. 膀胱刺激征：尿急、尿频、尿痛和排尿不尽感，常常伴有小腹坠痛，主要为膀胱、前列腺及尿道受到炎症、结石或肿瘤等刺激引起。

3. 肾性高血压：由急性或慢性肾小球肾炎、慢性肾盂肾炎、慢性肾衰竭等肾实质性疾病引起的高血压称为肾性高血压。

二、填空题

1500，2500，400，100，750。

三、简答题

1. 答：(1) 体液过多：与肾小球滤过功能下降致水钠潴留、大量蛋白尿致血浆清蛋白浓度下降有关。

(2) 有皮肤完整性受损的危险：与皮肤水肿、营养不良有关。

2. 答：新鲜尿沉渣相差显微镜检查示：肾小球源性血尿尿中红细胞大小形态不一，出现畸形红细胞，常伴有红细胞管型、蛋白尿等。其产生的原因主要是肾小球基底膜断裂，红细胞通过该裂缝时受血管内压力挤出时受损，受损的红细胞其后通过肾小管各段又受不同渗透压和pH作用，而出现变形、容积变小，甚至破裂。非肾小球源性血尿系来自肾小球以外的病变，如尿路感染、结石、肿瘤、畸形等，红细胞大小形态均一。

四、选择题

1	2	3	4	5	6	7	8	9	10	11	12	13	14	15	16	17	18
B	A	D	B	E	E	D	B	A	C	A	A	B	A	A	A	A	A

（陈丽云）

第二节　肾小球肾炎病人的护理

一、名词解释

1. 急性肾小球肾炎
2. 慢性肾小球肾炎

二、填空题

慢性肾小球肾炎最常选用的降压药物为_____和_____，这两种药不仅有_____作用，还可以降低肾小球内高压，减轻_____，抑制系膜细胞增生和细胞外基质的堆积，减少_____，以减轻肾小球硬化，延缓肾衰竭。

三、简答题

1. 请简述急性肾小球肾炎的临床表现。
2. 请简述慢性肾小球肾炎的饮食护理要点。
3. 对慢性肾小球肾炎病人的健康指导内容有哪些？

四、选择题（单选题）

A1 型题

1. 某慢性肾炎肾病型女病人，经住院治疗病情缓解。当其咨询保健知识时，护士应指出其中不妥的是（　　）。

A. 注意个人卫生　　　　　B. 长期禁盐　　　　　　　C. 维持激素治疗

D. 避孕　　　　　　　　　E. 感染时选用青霉类抗生素

2. 下列关于慢性肾炎的说法，表述正确的是（　　）。

A. 与链球菌感染有明确关系

B. 与急性肾炎之间有明确的因果关系

C. 疾病的起始因素为免疫介导性炎症

D. 可发生于任何年龄，其中女性居多

E. 不同的病例其肾小球的病变是相同的

3. 链球菌感染后急性肾小球肾炎的最主要治疗措施是（　　）。

A. 限制钠盐和水的摄入　　B. 利尿剂　　　　　　　　C. 抗凝剂

D. 休息和对症抗炎　　　　E. 激素和免疫抑制剂

4. 慢性肾炎病人给予低蛋白低磷饮食治疗的目的是（　　）。

A. 减轻肾小球内高压、高灌注及高滤过状态

B. 预防低钾血症

C. 控制高血压

D. 预防高钠血症

E. 减轻肾性水肿

5. 慢性肾小球肾炎最具特征的尿异常是（　　）。

A. 血尿　　　　　　　　　B. 多尿　　　　　　　　　C. 少尿

D. 蛋白尿　　　　　　　　E. 脓尿

6. 肾小球疾病诊断治疗及判断预后最主要的实验室检查是（　　）。

A. 肾脏功能检查　　　　　B. 肾脏B超声检查　　　　C. 尿液检查

D. 肾活检病理检查　　　　E. 肾脏静脉造影

7. 肾穿刺时病人常采取的体位是（　　）。

A. 仰卧位，抬高胸骨　　　B. 侧卧位，穿刺肾在上　　C. 侧卧位，背部接近床沿

D. 俯卧位，腹部垫以厚枕　E. 反坐靠背椅双臂伏于椅背上

8. 慢性肾炎容量依赖性高血压病人首选的降压药是（　　）。

A. 噻嗪类利尿剂　　　　　B. β受体阻滞剂　　　　　C. 钙通道阻滞剂

D. 血管紧张素转换酶抑制剂　E. 血管紧张素Ⅱ受体阻滞剂

9. 对慢性肾炎病人，为防止肾功能继续受损，对病人的护理中错误的是（　　）。

A. 有高血压且BUN较高的育龄妇女注意避孕

B. 在医师指导下有规律地减药或停药

C. 高蛋白、高热量、高维生素饮食

D. 避免劳累

E. 避免感染

10. 慢性肾小球肾炎必有的临床表现是（　　）。

A. 慢性肾功能衰竭　　　　B. 轻、中等量尿蛋白　　　C. 大量蛋白尿

D. 高血压 E. 水肿
11. 急性肾小球肾炎属于下列哪种性质的疾病。（　　）
A. 感染后免疫反应性疾病　　B. 病毒直接感染肾脏　　C. 细菌直接感染肾脏
D. 单侧肾脏化脓性炎症　　E. 双侧肾脏化脓性炎症

A2 型题

12. 慢性肾小球肾炎 10 年，入院查血肌酐 708μmol/L，Hb 80g/L，肾小球滤过率 30ml/min，血钙 1.66mol/L，病人诉周身疼痛，行走困难。请问，病人发生了什么情况。（　　）
A. 感染 B. 体内毒素作用 C. 营养不良
D. 摔伤 E. 肾性骨病

A3 型题

13～19题题干

病人，男，48岁，发现蛋白尿、乏力、颜面浮肿2年。3天前因上呼吸道感染使症状加重，伴头昏、剧烈头痛、视物模糊。病人担心预后不佳。查体：T 36.7℃，P 82次/min，R 20次/min，BP 150/100mmHg，面色苍白，双下肢凹陷性水肿。尿检：尿蛋白＋＋、红细胞＋＋；血常规：红细胞 $3.0×10^{12}$/L、血红蛋白 88g/L。初步诊断为：慢性肾小球肾炎。

13. 该病人最优先要解决的护理问题是（　　）。
A. 体液过多：与水钠潴留有关
B. 营养失调：低于机体需要量，与限制蛋白质饮食、低蛋白血症有关
C. 潜在并发症：慢性肾衰竭、心力衰竭、高血压脑病等
D. 知识缺乏：缺乏慢性肾炎治疗、护理知识
E. 焦虑：与疾病的反复发作、预后不良有关

14. 该病人属于什么程度的贫血。（　　）
A. 不贫血 B. 轻度贫血 C. 中度贫血
D. 重度贫血 E. 极重度贫血

15. 如医嘱给予 ARB 类的降压药及氢氯噻嗪，有关降压药的说法错误的是（　　）。
A. ARB 类的降压药降低肾小球内高压，减轻高滤过　　B. 减少蛋白尿
C. 肾保护　　D. 肾素依赖性高血压选择氢氯噻嗪　　E. 氢氯噻嗪无效可选择呋塞米

16. 如对该病人血压进行控制，其控制目标为（　　）。
A. 130/80mmHg 以下 B. 130/70mmHg 以下 C. 125/80mmHg 以下
D. 125/70mmHg 以下 E. 125/75mmHg 以下

17. 该病人如每日尿蛋白超过每天 1g 时，其血压控制目标为（　　）。
A. 130/80mmHg 以下 B. 130/70mmHg 以下 C. 125/80mmHg 以下

D. 125/70mmHg 以下　　　　E. 125/75mmHg 以下

18. 关于该病人的饮食原则表述正确的是（　　）。
A. 充足的热量、适量蛋白质、低盐、低磷、高维生素、易消化饮食
B. 高蛋白、低盐、低磷、高维生素、易消化饮食
C. 充足的热量、低蛋白、低盐、低磷、高维生素、易消化饮食
D. 充足的热量、低蛋白、低盐、高磷、高维生素、易消化饮食
E. 充足的热量、高蛋白、低盐、低磷、高维生素、易消化饮食

19. 该慢性肾小球肾炎病人日常生活中预防复发和病情加重最关键的措施是（　　）。
A. 呼吸道感染　　　　B. 肾毒性药物使用　　　　C. 妊娠
D. 劳累　　　　　　　E. 剧烈运动

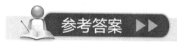
参考答案

一、名词解释

1. 急性肾小球肾炎：简称急性肾炎，起病急，是以血尿、蛋白尿、高血压、水肿为主要表现，并可有一过性氮质血症的一组临床综合征。

2. 慢性肾小球肾炎：是以血尿、蛋白尿和水肿、高血压为基本临床表现，起病方式各有不同，病情迁延，病情缓慢进展，可有不同程度的肾功能减退，最终将发展为慢性肾衰的一组肾小球疾病。

二、填空题

血管紧张素转化酶抑制剂（ACEI）、血管紧张素Ⅱ受体拮抗剂（ARB），降压，高滤过，蛋白尿。

三、简答题

1. 答：临床表现为：①尿量减少；②血尿；③蛋白尿；④水肿；⑤高血压；⑥肾功能异常；⑦此外还有心力衰竭、高血压脑病、急性肾衰等并发症。

2. 答：制定合理的饮食方案，应该给予充足热量、适量蛋白质、低盐、低磷、高维生素、易消化饮食。充足的热量可以保证机体能量的供给，每日每千克体重为125.5kJ，减少自体蛋白分解，减轻肾脏负担。高蛋白饮食会加重肾脏的负担，促进肾小球的硬化；过分限制蛋白质的摄入，不能满足机体需要而造成营养不良。肾功能正常者，蛋白质的供给以每日每千克体重1g为宜；肾功能不全氮质血症时应限制蛋白质的摄入，按每日每千克体重0.5～0.8g供给，且需优质蛋白，如瘦肉、鸡蛋、牛奶等，并辅以α-酮酸治疗，以补充必需氨基酸的不足，防止负氮平衡。限制蛋白质的摄入可以减轻磷的摄入，从而减轻肾脏负担。如有水肿、高血压及心力衰竭者每日食盐量以3～5g为宜；重度水肿者控制在每日1～2g，待水肿消退，盐量再逐渐增加。除重度水肿外，一般不必严格限制水分的摄入。

3. 答：（1）疾病指导：向病人及家属解释各种诱因均能导致慢性肾炎的急性发作及加重肾功能的恶化。应积极避免诱发因素，如感染、劳累、妊娠等。

（2）饮食指导：饮食宜清淡，水肿时应限盐，同时注意勿摄入过多蛋白质，以优质蛋白为主，保证能量的供给。

（3）用药指导：严格遵医嘱用药，不自行停药、减药，注意观察药物的不良反应；避免使用各种肾脏毒性药物。

（4）生活指导：注意个人卫生，勤换内衣，勤剪指甲，保持会阴部清洁，防止感染；避免受凉、感冒；注意休息，避免劳累和剧烈体育运动，适度活动避免产生肢体血栓等并发症。

(5)病情监测:慢性肾炎病程迁延,须定期随访疾病的进展,如肾功能、血压、水肿等的变化。

四、选择题

1	2	3	4	5	6	7	8	9	10	11	12	13	14	15	16	17	18	19
B	C	D	A	D	D	D	A	C	B	A	E	A	C	D	A	E	A	A

(陈丽云)

第三节 原发性肾病综合征病人的护理

一、名词解释

1. 肾病综合征
2. 优质蛋白

二、填空题

长期服用糖皮质激素可造成许多不良反应,常见的有_____综合征,表现为_____、_____、_____、_____、_____、_____等

三、简答题

1. 如何对肾病综合征病人进行健康指导?
2. 肾病综合征病人如何防治并发症?

四、选择题(单选题)

A1 型题

1. 原发性肾病综合征的最主要病理生理改变是( )。
   A. 高胆固醇血症   B. 低蛋白血症   C. 全身性水肿
   D. 大量蛋白尿   E. 高血压

2. 肾病综合征在并发感染中,应特别注意哪种疾病的发生。( )
   A. 肺炎   B. 胃肠炎   C. 原发性腹膜炎
   D. 脑膜炎   E. 尿路感染

3. 下列哪项为原发性肾病综合征的最常见并发症。( )
   A. 感染   B. 血栓及栓塞   C. 动脉粥样硬化
   D. 急性肾衰竭   E. 心绞痛、心肌梗死

4. 哪个症状是肾病综合征病人最突出的体征。( )
   A. 高胆固醇血症   B. 低蛋白血症   C. 全身性水肿

D. 大量蛋白尿　　　　　　　E. 高血压

5. 肾病综合征病人低蛋白血症的标准是（　　）。

　　A. <30g/L　　　　　　　B. <20g/L　　　　　　　C. <50g/L

　　D. <60g/L　　　　　　　E. <80g/L

6. 关于给肾病综合征病人利尿消肿的原则表述错误的是（　　）。

　　A. 以体重下降 0.5～1kg/天为宜

　　B. 以体重下降 1.5～2.0kg/天为宜

　　C. 不宜过快过猛

　　D. 常用排钾类利尿剂和保钾类利尿剂

　　E. 要防止利尿过程中出现血栓和栓塞

A2 型题

7. 30 岁男性，因水肿、大量蛋白尿入院，诊断为肾病综合征，治疗期间应首先预防的并发症是（　　）。

　　A. 血栓形成　　　　　　B. 感染　　　　　　　C. 动脉粥样硬化

　　D. 肾功能不全　　　　　E. 出血性膀胱炎

A3 型题

8～15 题题干

男性，28 岁。颜面浮肿 8 天，全身凹陷性水肿 3 天。病人对预后十分担心。查体：T 36.2℃，P 92 次/min，R 25 次/min，BP 150/95mmHg，血浆蛋白 20g/L，尿蛋白＋＋＋＋，血胆固醇 18.8mmol/L。

8. 此病人最可能是（　　）。

　　A. 原发性肾病综合征　　B. 慢性肾小球肾炎　　C. 慢性肾功能衰竭

　　D. 原发性高血压　　　　E. 肝硬化

9. 该病人如发生栓塞，则最常见的栓塞部位是（　　）。

　　A. 肾静脉血栓　　　　　B. 肺血管栓塞　　　　C. 下肢静脉栓塞

　　D. 下腔静脉栓塞　　　　E. 冠状动脉栓塞

10. 该病人最常见的并发症是（　　）。

　　A. 肾静脉栓塞　　　　　B. 感染　　　　　　　C. 急性肾衰竭

　　D. 营养不良　　　　　　E. 冠心病

11. 对该病人所开立的医嘱中，建议使用糖皮质激素，关于其使用原则不正确的说法是（　　）。

　　A. 起始剂量要足　　　　B. 撤减药要慢　　　　C. 维持用药要久

　　D. 最小的维持剂量，再服半年至 1 年或更久　　E. 20mg/天长期维持

12. 下列哪项不是该病人的护理诊断。（　　）

A. 体液过多：与低蛋白血症致血浆胶体渗透压下降等有关
B. 营养失调：低于机体需要量，与大量蛋白质丢失、胃肠黏膜水肿致蛋白质吸收障碍等因素有关
C. 潜在并发症：感染、血栓形成、急性肾衰竭、冠心病
D. 焦虑：与疾病反复发作、担心预后有关
E. 清理呼吸道无效

13. 病人经过有效治疗，其尿蛋白达到什么标准即可以进行室外活动。（　　）
    A. 尿蛋白低于 2g/L　　　B. 尿蛋白低于 0.5g/L　　　C. 尿蛋白低于 3.5g/L
    D. 尿蛋白低于 1.5g/L　　E. 尿蛋白低于 1.0g/L

14. 若该病人肾功能尚可，该病人的蛋白质供给标准是（　　）。
    A. 每日每千克体重 1.0g　　B. 每日每千克体重 0.6g　　C. 每日每千克体重 0.5g
    D. 每日每千克体重 0.4g 以下　　E. 每日每千克体重 1.2g

15. 该病人的摄盐标准是（　　）。
    A. 6g/L　　　　　　　B. 6g/L 以下　　　　　C. 3g/L
    D. 3g/L 以下　　　　　E. 无盐饮食

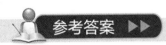

参考答案

一、名词解释

1. 肾病综合征：系各种肾脏疾病引起的，以大量蛋白尿（尿蛋白＞3.5g/天）、低蛋白血症（血浆清蛋白＜30g/L）、水肿和高脂血症为表现的一组临床综合征。

2. 优质蛋白：即富含必需氨基酸的蛋白质，如牛奶、蛋类、瘦肉、鱼肉等。

二、填空题

皮质功能亢进，满月脸、水牛背、高血压、多毛、糖尿、皮肤变薄。

三、简答题

1. 答：（1）疾病指导：应注意休息，避免受凉、感冒，避免劳累和剧烈体育运动；适度活动，避免产生肢体血栓等并发症。

（2）饮食指导：饮食宜清淡，水肿时应限盐，同时注意勿摄入过多蛋白质，以优质蛋白为主，保证能量的供给。

（3）用药指导：严格遵医嘱用药，不自行停药、减药，注意观察药物的不良反应。

（4）生活指导：注意个人卫生，勤换内衣，勤剪指甲，保持会阴部清洁，防止感染。

（5）定期门诊随访。

2. 答：（1）感染：除做好预防感染的相关护理措施外，病人一旦出现感染的征象，应立即选用敏感、强效、无肾脏毒性的抗生素。

（2）血栓、栓塞：肾病综合征病人血液常呈高凝状态，因此应进行正规的抗凝治疗。目前常用的抗凝药物有肝素、华法林、小剂量阿司匹林，在使用抗凝药物时应注意观察病人有无出血的倾向。一旦出现血栓及栓塞征象时，立即尽早给予溶栓药物尿激酶或链激酶。

（3）急性肾功能衰竭：达到透析指征时进行血液透析。

四、选择题

1	2	3	4	5	6	7	8	9	10	11	12	13	14	15
D	A	A	C	A	B	B	B	A	A	B	E	E	A	D

(陈丽云)

第四节 急性肾衰病人的护理

一、名词解释

1. 急性肾衰竭
2. 高钾血症

二、填空题

急性肾衰病人为了维持体液平衡，采用"＿＿＿＿、＿＿＿＿"的补液原则，控制液体出入量，每日补液量应为＿＿＿＿加上＿＿＿＿减去＿＿＿＿，可按前一日尿量加＿＿＿＿来计算。

三、简答题

1. 如何防治高钾血症？
2. 急性肾衰病人的病情观察要点是什么？

四、选择题（单选题）

A1 型题

1. 急性肾衰病人由少尿期转入多尿期的标志是（　　）。
   A. 24h 尿量增至 800ml　　　B. 24h 尿量增至 500ml　　　C. 24h 尿量增至 400ml
   D. 24h 尿量增至 300ml　　　E. 24h 尿量增至 200ml

2. 急性肾衰少尿或无尿期易引起高钾血症，其危害是（　　）。
   A. 心搏骤停　　　B. 急性左心衰　　　C. 高血压
   D. 全身水肿　　　E. 呼吸抑制

3. 关于急性肾衰竭少尿期治疗原则的陈述不正确的是（　　）。
   A. 处理低钾血症　　　B. 透析　　　C. 防止感染
   D. 控制心衰　　　E. 纠正水电解质和酸碱平衡紊乱

4. 下列不属于优质蛋白的是（　　）。
   A. 鸡蛋　　　B. 牛奶　　　C. 花生

D. 猪肉 E. 鱼

5. 下列不属于植物蛋白的是（　　）。
   A. 花生 B. 核桃 C. 豆腐
   D. 豆浆 E. 牛奶

6. 重组人促红细胞生成素的副作用不包括（　　）。
   A. 头痛 B. 高血压 C. 低血压
   D. 癫痫发作 E. 流感样症状

7. 使用骨化三醇时，最重要的监测指标是（　　）。
   A. 血钙 B. 血磷 C. 血肌酐
   D. 血糖 E. 血尿酸

8. 急性肾衰竭首发症状为（　　）。
   A. 消化系统症状 B. 呼吸系统症状 C. 循环系统症状
   D. 神经系统症状 E. 血液系统症状

9. 引起急性肾衰竭的肾后性因素是（　　）。
   A. 挤压伤 B. 休克 C. 大面积烧伤
   D. 双肾结石 E. 头皮撕脱伤

10. 引起急性肾衰竭的肾前性因素是（　　）。
    A. 挤压伤 B. 休克 C. 大面积烧伤
    D. 双肾结石 E. 头皮撕脱伤

A3 型题

11～13 题题干

男性 29 岁，因大腿挤伤后出现急性肾衰竭，24h 尿量为 300ml，尿常规提示尿比重为 1.010，尿中含有蛋白质、红细胞等。

11. 该病人处于急性肾衰竭的（　　）。
    A. 少尿期 B. 无尿期 C. 多尿期
    D. 恢复期 E. 末期

12. 上述时期应重点观察的电解质是（　　）。
    A. 血钠 B. 血钾 C. 血钙
    D. 血镁 E. 血磷

13. 针对该病人的护理措施，错误的是（　　）。
    A. 给予高蛋白饮食
    B. 严格限制入量，准确记录出入量
    C. 留置导尿管，记录尿量和尿比重
    D. 严禁含钾食物及含钾药物
    E. 禁输库存血

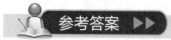

参考答案

一、名词解释

1. 急性肾衰竭：是一种由多种病因引起的短时间（数小时至数周）内肾功能急剧减退的临床综合征。主要表现少尿或无尿，进行性氮质血症，水、电解质和酸碱平衡失调及全身各系统并发症。

2. 高钾血症：血钾超过5.5 mmol/L的病理生理状态。

二、填空题

量出为入、宁少勿多，显性失液量、非显性失液量、内生水量，500ml。

三、简答题

1. 答：严格限制含钾药物，尽量避免摄入含钾较多的食物，禁用库存血。当血钾超过6.5mmol/L、心电图表现异常变化时应紧急处理：①10%葡萄糖酸钙10～20ml稀释后缓慢静推，拮抗钾离子对心肌的毒性作用；②5%碳酸氢钠100～200ml静滴，纠正酸中毒，促进钾离子向细胞内转移；③50%葡萄糖液50ml加胰岛素10U缓慢静注，促进糖原合成，使钾离子向细胞内转移；④口服聚磺苯乙烯15～30g，每日3次；⑤血液透析，上述措施无效时，最有效的降钾治疗是血液透析。

2. 答：对急性肾衰竭病人应进行严密监护，监测内容包括：①严格记录24h出入量。入液量包括饮水量、补液量、食物所含水量。出液量包括尿量、呕吐物、粪便、透析的超滤液量等。②定期监测病人的生命体征、神志变化情况。③观察水肿，包括水肿的分布、部位、特点、程度及消长情况，在相同情况下定期测量病人的体重、腹围，并注意其变化情况。观察病人有无胸腔积液、腹腔积液等全身水肿的征象及水中毒或稀释性低钠血症的症状，如头痛、嗜睡、意识障碍、共济失调、昏迷、抽搐等。④观察有无感染征象。⑤配合医生做好肾功能各项指标和电解质等变化的观察。⑥观察心、脑、肺等重要器官的功能。

四、选择题

1	2	3	4	5	6	7	8	9	10	11	12	13
C	A	A	C	E	C	A	A	D	B	C	B	A

（陈丽云）

第五节 慢性肾衰病人的护理

一、名词解释

1. 慢性肾衰
2. 尿毒症期
3. 肾性贫血

二、填空题

1. 胃肠道表现是慢性肾衰病人_____、_____、_____的症状。

2. _____是慢性肾衰病人主要并发症和常见的_____。

三、简答题

1. 慢性肾衰病人肾性骨病有哪些表现？
2. 慢性肾衰病人常见的护理诊断是什么？
3. 促红细胞生成素（EPO）的用药护理要点是什么？

四、选择题（单选题）

A1 型题

1. 尿毒症最早和最常出现的症状是（　　）。
   A. 消化系统症状　　　　　　B. 心血管系统症状　　　　C. 血液系统症状
   D. 神经肌肉系统症状　　　　E. 呼吸系统症状

2. 慢性肾功能衰竭的饮食护理是（　　）。
   A. 高热量、低脂肪、低盐、禁蛋白饮食
   B. 低盐、高维生素、易消化饮食
   C. 高热量、高蛋白、高维生素、适量脂肪饮食
   D. 低动物脂肪、低胆固醇、少糖少盐饮食
   E. 高热量、高维生素、高效价低蛋白饮食

3. 慢性肾衰病人最合理的饮食是（　　）。
   A. 高热量、高磷、高蛋白、富含维生素的饮食
   B. 高热量、高磷、低蛋白、富含维生素的饮食
   C. 高热量、低磷、低蛋白、富含维生素的饮食
   D. 低热量、低磷、高蛋白、富含维生素的饮食
   E. 低热量、高磷、低蛋白、富含维生素的饮食

4. 引起尿毒症最为多见的原因是（　　）。
   A. 肾结核　　　　　　　　　B. 肾小动脉硬化症　　　　C. 急性肾小球肾炎
   D. 慢性肾小球肾炎　　　　　E. 慢性肾盂肾炎

5. 慢性肾衰竭临床表现中，最早、最常见的症状是（　　）。
   A. 高血压　　　　　　　　　B. 肾性骨病　　　　　　　C. 急性左心衰
   D. 胃肠道症状如食欲不振等　E. 代谢性酸中毒呼吸深而长

6. 慢性肾衰病人限制蛋白质摄入应在 GFR 什么水平开始。（　　）
   A. GFR＜50ml/min　　　　　B. GFR 在 5～10ml/min　　C. GFR＜10ml/min
   D. GFR 在 10～20ml/min　　E. GFR 在 20～50ml/min

A2 型题

7. 某尿毒症病人，近日厌食，恶心、呕吐加重，尿少，查血钾 8.5mmol/L，若不紧急

处理，会突然发生（ ）。

    A. 休克   B. 昏迷   C. 心脏骤停

    D. 呼吸衰竭   E. 心力衰竭

A3 型题

8～10 题题干

男性，35 岁。面部水肿，镜下血尿和蛋白尿 2 年，一周来发现水肿加重，伴尿少，每日尿量 500ml 左右。查体：BP 140/100mmHg，面色苍白，眼睑颜面水肿，双下肢明显可凹陷水肿，心肺腹未见异常，尿蛋白（＋＋＋），尿红细胞 18/高倍视野，血红蛋白 7g/dl，内生肌酐清除率 22ml/min，血肌酐 523μmol/L。

8. 该病人目前最主要的护理诊断是（ ）。

    A. 潜在并发症：水电解质紊乱、酸碱平衡失调

    B. 营养失调：低于机体需要量

    C. 有皮肤完整性受损的危险

    D. 活动无耐力

    E. 体液过多

9. 判断该病人肾功能状况为（ ）。

    A. 肾功能正常   B. 肾储备能力下降期   C. 氮质血症期

    D. 肾衰竭期   E. 尿毒症期

10. 对该病人给予下列哪项饮食最适宜。（ ）

    A. 低盐高蛋白饮食   B. 高盐高蛋白饮食   C. 低盐禁蛋白饮食

    D. 低盐低蛋白饮食   E. 低盐适量蛋白饮食

A4 型题

11～14 题题干

男性，30 岁。近 2 年有乏力、头痛、食欲减退及夜间尿量增多现象。近 2 个月全身皮肤瘙痒并厌食、恶心。近 3 天心悸、气急，不能平卧。病人情绪低落、悲观。体检：T 36.5℃，P 100 次/min，R 32 次/min，BP 160/95 mmHg，神志清楚，呼吸深大，面色苍白晦暗、轻度水肿，口腔有尿臭味、口腔黏膜有溃疡，皮肤有尿霜。双肺底闻及湿啰音。血常规检查示：血红蛋白 80g/L；血钙 1.95 mmol/L、血磷 2.14 mmol/L；BUN 16mmol/L，Scr 800μmol/L，GFR 8ml/min；血 pH7.28。尿化验检查：尿比重 1.009，尿蛋白（＋＋），有颗粒管型；B 超示双肾缩小。初步诊断：慢性肾小球肾炎、慢性肾衰（尿毒症期）。

11. 该病人出现瘙痒的原因是（ ）。

    A. 尿霜刺激皮肤   B. 继发真菌感染   C. 体内毒素潴留

    D. 皮肤干燥   E. 钙沉着于皮肤

12. 该病人出现食欲下降，恶心、呕吐的主要原因是（ ）。

A. 水钠潴留　　　　　B. 贫血　　　　　　　C. 体内毒素刺激胃肠黏膜
D. 糖代谢紊乱　　　　E. 缺钙

13. 针对该病人的护理，错误的是（　　　）。
A. 高维生素、高热量、高生物效价低蛋白饮食
B. 卧床休息以减轻肾脏负担
C. 注意口腔护理和饮食调节
D. 若严重贫血可输入库血
E. 观察体重、尿量变化及液体出入量

14. 目前病人最急需的治疗手段是（　　　）。
A. 血液透析　　　　　B. 积极补液　　　　　C. 大量利尿
D. 免疫疗法　　　　　E. 肾移植

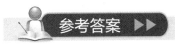

参考答案

一、名词解释

1. 慢性肾衰：各种原发性或继发性慢性肾脏病进行性进展引起肾小球滤过率（CRF）下降和肾功能损害，导致体内代谢废物潴留，水、电解质、酸碱平衡失调和全身各系统症状的临床综合征。

2. 尿毒症期：肌酐清除率（Ccr）＜10ml/min，血肌酐（Scr）≥707 μmol/L，病人中毒症状显著——严重的水电解质、酸碱失衡。

3. 肾性贫血：贫血是尿毒症病人必有症状，为正常色素性正细胞性贫血，主要与肾脏产生促红细胞生成素（EPO）减少、血液中有抑制红细胞活性并导致红细胞损伤的毒素、消化系统病变导致不能进食或吸收障碍使造血原料（铁、叶酸、蛋白质等）不足、各种原因引起的失血过多等因素有关。

二、填空题

1. 最早、最突出、最常见。
2. 心血管系统表现，死亡原因。

三、简答题

1. 答：又称肾性骨营养不良症。主要与缺乏活性维生素 D_3、继发甲状旁腺激素分泌增多，使骨组织钙化障碍、营养不良有关。可出现纤维性骨炎、尿毒症骨软化症、骨质疏松症等。病人可有骨酸痛、行走不便等。

2. 答：（1）营养失调：低于机体需要量，与食欲减退、氮质血症限制蛋白质摄入、透析及肠道吸收障碍有关。

（2）体液过多：与肾小球滤过功能降低导致水钠潴留、尿量减少、补液不当有关。

（3）潜在并发症：水、电解质、酸碱平衡失调。

（4）有感染的危险：与营养不良、贫血、机体抵抗力下降、白细胞功能异常等有关。

（5）活动无耐力：与贫血，心脏病变，水、电解质、酸碱平衡紊乱等因素有关。

3. 答：遵医嘱应用促红细胞生成素，每次皮下注射应更换注射部位，治疗期间注意控制血压。观察药物疗效，注意有无高血压、头痛、血管通路栓塞、肌病或流感样症状、癫痫、高血压脑病等不良反应。每月定期监测血红蛋白和血细胞比容等。遵医嘱应用降压药、强心药等。

四、选择题

1	2	3	4	5	6	7	8	9	10	11	12	13	14
A	E	C	D	D	E	C	E	D	E	A	C	D	A

(陈丽云)

第六节 尿路感染病人的护理

一、名词解释

1. 尿路感染
2. 上行性感染
3. 真性菌尿

二、填空题

肾盂肾炎常见的感染方式有：＿＿＿＿、＿＿＿＿、＿＿＿＿、＿＿＿＿等。

三、简答题

1. 请简述急性膀胱炎抗生素治疗的三种方案。
2. 尿路感染病人如何留取尿标本？

四、选择题（单选题）

A1 型题

1. 护士鼓励肾盂肾炎病人多饮水的目的是（   ）。
   A. 增强抵抗力　　　　B. 避免脱水　　　　C. 冲洗泌尿道
   D. 增加血容量　　　　E. 降温

2. 急性肾盂肾炎致病菌最多见的是（   ）。
   A. 真菌　　　　　　　B. 变形杆菌　　　　C. 铜绿假单胞菌
   D. 大肠杆菌　　　　　E. 副大肠杆菌

3. 肾盂肾炎护理措施正确的是（   ）。
   A. 绝对卧床休息
   B. 应用抗菌治疗后留尿检查
   C. 清淡富有营养的饮食且多饮水
   D. 高热量、高维生素饮食且少饮水
   E. 高脂肪、高热量、高维生素饮食

A2 型题

4. 30岁，女性，尿急、尿频、尿痛、腰痛1周，体温39℃，尿镜检脓细胞满视野，临床诊断为"急性肾盂肾炎"。请问，本病最常见的致病菌是（　　）。

A. 链球菌　　　　　　　　B. 大肠埃希菌　　　　　　C. 表皮葡萄球菌

D. 痢疾杆菌　　　　　　　E. 真菌

5. 病人女28岁，2天前因经期性交后出现尿频、尿急、尿痛，体温39.5℃，给予抗生素等治疗，1周后好转，请问急性肾盂肾炎治愈的标准为（　　）。

A. 临床症状消失

B. 临床症状消失＋尿常规转阴

C. 临床症状消失＋尿培养1次转阴

D. 临床症状消失＋每周复查1次尿常规及培养，共2~3次连续转阴

E. 6周后尿培养阴性

A3 型题

6~9题题干

病人，女，26岁，已婚。寒颤、高热、全身酸痛、食欲减退2天，尿频、尿急、尿痛、腰痛、肾区叩击痛1天。查：T 39.7℃，P 102次/min，R 32次/min，BP 100/70mmHg；尿常规检查：镜下血尿、菌尿及白细胞管型。初步诊断：急性肾盂肾炎。

6. 该病人所做检查中尿常规检查对于肾盂肾炎的诊断最有价值的是（　　）。

A. 红细胞管型　　　　　　B. 白细胞管型　　　　　　C. 透明管型

D. 蜡样管型　　　　　　　E. 颗粒管型

7. 你作为责任护士在指导病人留取尿标本时应告知留取（　　）。

A. 中段尿　　　　　　　　B. 12h尿　　　　　　　　C. 24h尿

D. 夜尿　　　　　　　　　E. 晨尿

8. 对该病人的治疗原则正确的是（　　）。

A. 限制饮水　　　　　　　　　　　　B. 应在使用抗菌药前留取标本

C. 急性肾盂肾炎疗程为症状完全消失即可　　D. 不可使用碳酸氢钠

E. 慢性肾盂肾炎总疗程为2~3周

9. 健康教育时，应告知病人该病最可能的感染途径是（　　）。

A. 上行感染　　　　　　　B. 下行感染　　　　　　　C. 血液感染

D. 直接感染　　　　　　　E. 淋巴感染系统播散

A4 型题

10~14题题干

何女士，28岁，教师。新婚度假旅行在外，突然尿频、尿急、尿痛5日，伴寒颤、高

热、腰痛3日就诊。既往无类似发作。体检：体温39.5℃，脉搏112次/min，呼吸19次/min，血压125/86 mmHg，面色潮红，痛苦表情，心肺检查未见异常，右侧肾区叩击痛阳性。病人情绪紧张，担心疾病会影响以后的生活。血常规：Hb 96g/L，RBC 4.0×10^{12}/L，WBC 11×10^9/L。尿常规：红细胞＋，白细胞＋＋，白细胞管型＋，尿蛋白＋。

10. 考虑该病人为（ ）。

A. 急性肾小球肾炎　　　　B. 慢性肾小球肾炎　　　　C. 急性肾盂肾炎

D. 急进性肾炎　　　　　　E. 肾病综合征

11. 该病的主要病因为（ ）。

A. 免疫缺陷　　　　　　　B. 细菌感染　　　　　　　C. 遗传因素

D. 过敏　　　　　　　　　E. 营养过剩

12. 针对该病人的护理措施错误的是（ ）。

A. 第一周卧床休息　　　　　　　　　　　　　　　　B. 鼓励多饮水

C. 加强营养，补充多种维生素　　　　　　　　　　　D. 避免劳累

E. 憋尿，减少尿频、尿痛症状

13. 该病最有效的预防措施是（ ）。

A. 做好会阴部卫生　　　　B. 体育锻炼　　　　　　　C. 加强营养

D. 服用抗生素　　　　　　E. 多饮水勤排尿

14. 对尿路感染病人的健康教育中，错误的是（ ）。

A. 鼓励病人多饮水　　　　B. 长期预防性服用抗生素　C. 及时治疗尿路结石

D. 及时治疗尿道损伤　　　E. 保持会阴部清洁

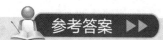

参考答案

一、名词解释

1. 尿路感染：是指各种病原微生物在尿路中异常繁殖所致的尿路非特异性感染性疾病。

2. 上行性感染：正常情况下，尿道口及其周围有细菌寄生，但一般不引起感染。当细菌毒力大、黏附于尿道黏膜及上行的能力强，或尿道黏膜发生轻微损伤，或机体抵抗力下降时，就易侵袭膀胱和肾脏造成感染。

3. 真性菌尿：①膀胱穿刺尿定性培养有细菌生长；②清洁中段尿定量培养≥10^5/ml；但如临床上无尿感症状，则要求两次清洁中段尿培养的细菌菌落均≥10^5/ml，且为同一菌种，才能确定为真性细菌尿。

二、填空题

上行感染、血行感染、直接感染、淋巴管感染。

三、简答题

1. 答：主要有以下三种方案。

（1）单剂量疗法：即一次性口服较大剂量抗菌药物，并多饮水以冲洗尿路。此疗法复发率高。

（2）3日疗法：磺胺类、喹诺酮类、半合成青霉素或头孢类抗生素任选一种，连用3天，有效率90%。本疗法复发率低，可以避免产生耐药菌株和副作用，是目前推荐使用的治疗方案。

（3）7日疗法：对于妊娠妇女、老年病人、机体抵抗力低下者、男性病人，应使用7日疗法。

2. 答：留取标本应在使用抗生素前或停止使用抗生素5日后进行；采集清晨第一次（尿液停留在膀胱内6～8h以上）清洁中段尿送检；留取尿液时严格无菌操作，充分清洁外阴、包皮，消毒尿道口，再留取

中段尿液，1h 内送检；标本中勿混入消毒液，女病人留尿时注意勿混入阴道分泌物。

四、选择题

1	2	3	4	5	6	7	8	9	10	11	12	13	14
C	D	C	B	D	B	B	A	B	A	C	B	E	A	B

（陈丽云）

第七节 血液净化病人的护理

一、名词解释

1. 腹膜透析
2. 血液透析

二、填空题

1. 失衡综合征，简单地说就是身体的毒素被清除，但＿＿＿＿＿中的毒素不会很快被清除，有可能发生＿＿＿＿＿，病人常感觉＿＿＿＿＿、＿＿＿＿＿。
2. ＿＿＿＿＿是维持性血液透析病人最常用的血管通路。
3. ＿＿＿＿＿是血液透析时最常用的抗凝剂。

三、简答题

1. 腹膜透析的注意事项是什么？
2. 血液透析动静脉内瘘的护理要点是什么？

四、选择题（单选题）

A1 型题

1. 维持性血液透析病人最常用的血液通路是（　　）。
   A. 动-静脉外瘘 B. 动-静脉内瘘 C. 颈静脉插管
   D. 股静脉插管 E. 肘正中静脉插管
2. 血液透析常见的并发症不包括（　　）。
   A. 低血压 B. 失衡综合征 C. 致热原反应
   D. 出血 E. 栓塞
3. 关于急性肾衰竭血液透析的护理措施，错误的是（　　）。
   A. 保持水、电解质平衡 B. 监测凝血时间 C. 保持各种管道的通畅
   D. 积极预防感染 E. 充分补充体液

4. 两次血液透析期间，要求体重增加的说法正确的是（　　）。
   A. 体重增加不超过2%　　　B. 每天体重不超过1kg　　　C. 体重增加不超过3%
   D. 体重增加不超过4%　　　E. 体重增加不超过1%
5. 血液透析期间合适的蛋白质摄入要求是（　　）。
   A. 0.5g/(kg·天)　　　B. 0.8g/(kg·天)　　　C. 1.0g/(kg·天)
   D. 1.2g/(kg·天)　　　E. 0.4g/(kg·天)
6. 含钾高的食物除哪项外均是（　　）。
   A. 蘑菇　　　B. 海带　　　C. 豆类
   D. 莲子　　　E. 藕粉
7. 腹膜透析期间合适的蛋白质摄入要求是（　　）。
   A. 0.5g/(kg·天)　　　B. 0.8g/(kg·天)　　　C. 1.2~1.3g/(kg·天)
   D. 1.2g/(kg·天)　　　E. 0.4g/(kg·天)

A3 型题

8、9题题干

病人女，41岁，长期腹膜透析，某日突然出现腹痛、腹胀。

8. 最可能发生该情况的原因以下哪项除外。（　　）
   A. 透析液温度过高或过低　　　B. 渗透压过高　　　C. 腹透液流入或流出过快
   D. Tenkhoff导管引流不畅　　　E. 腹膜炎

9. 处理上述问题的说法错误的是（　　）。
   A. 调节透析液的温度
   B. 调节合适的渗透压
   C. 控制透析液进出的速度
   D. 往Tenkhoff内注入大量生理盐水
   E. 积极治疗腹膜炎

参考答案

一、名词解释

1. 腹膜透析：通过手术置入专用透析导管，按一定的时间间隔从透析导管注入透析液，利用人体大网膜作为半透膜，从而达到血管和透析液之间跨浓度梯度的转运。代谢废物和多余的水从血管内排入透析液内，最后通过虹吸原理排出体外的一种血液净化方法。

2. 血液透析：符合血液透析指征的病人按一定的时间频率清洗血液。

二、填空题

1. 脑脊液，脑水肿，头痛、恶心。
2. 内瘘。
3. 肝素。

三、简答题

1. 答:(1) 环境清洁、光线充足,交换透析液的场所要定期打扫卫生并定期空气消毒。

(2) 应保证透析导管与外接短管之间连接紧密,避免脱落及腹腔外管路扭曲。

(3) 每次操作前需仔细检查管路有无破损,一经发现应立即更换。

(4) 注意保护腹膜透析导管,进行腹膜透析操作时应避免牵拉摆动腹膜透析导管。

(5) 在进行接头连接时应注意无菌操作,避免接头污染。

(6) 碘伏帽一次性使用。

(7) 每6个月更换一次外接短管,如有破损或开关失灵应立即更换。

2. 答:(1) 透析结束时,要适当压迫穿刺针眼处10 min以上,再用弹力带绑,时间不宜过长,一般20～40 min,压力大小以不渗血及能摸到压迫点的近心端有血流通过为宜,松绑后观察穿刺点有无渗血。

(2) 透析第2天可适当活动并局部热敷,或者涂抹喜疗妥乳膏轻轻按摩促进修复。注意保持内瘘血管部位皮肤清洁,避免伤口感染。不能在瘘侧进行血压测量、静脉注射、抽血等操作。平时也要注意内瘘侧肢体不要过于负重,衣袖不要过紧,睡眠时勿枕于头下,以防压迫。

(3) 冬季注意内瘘保暖,每天都应该检查内瘘情况。

四、选择题

1	2	3	4	5	6	7	8	9
B	E	E	B	D	E	C	D	D

(陈丽云)

第八章 神经系统疾病病人的护理

第一节 概述、常见症状体征的护理

一、名词解释

1. 随意运动
2. 上运动神经元瘫痪
3. 偏瘫

二、填空题

1. 中枢神经系统包括：_____、_____。
2. 瘫痪按受累部位分为：_____、_____两种，按瘫痪类型可分为_____、_____、_____、_____、_____等。

三、简答题

1. 如何鉴别上下运动神经元瘫痪？
2. 简述肌力的分级。

四、选择题（单选题）

A1 型题

1. 周围神经系统包括多少对脑神经、多少对脊神经。（ ）
   A. 12；31 B. 10；31 C. 12；30
   D. 10；30 E. 12；32
2. 大脑优势半球是指（ ）。
   A. 左半球 B. 右半球

C. 因人而异，绝大多数人在左半球

D. 因人而异，绝大多数人在右半球

E. 以上均错误

3. 关于不随意运动，错误的是（　　）。

A. 由椎体外系病变引起

B. 不随意志控制的无规律、无目的运动

C. 表现为面、舌、躯干、肢体等骨骼肌的不自主运动

D. 分为震颤、舞蹈样动作、手足徐动、扭转痉挛等类型

E. 不随睡眠而消失

4. 下列哪项不是神经系统疾病病人常见症状、体征。（　　）

   A. 头痛　　　　　　　　B. 高热　　　　　　　　C. 恶心、呕吐

   D. 意识障碍　　　　　　E. 咯血

5. 护理颅脑损伤的病人，最重要的观察指标是（　　）。

   A. 体温　　　　　　　　B. 血压　　　　　　　　C. 脉搏

   D. 呼吸　　　　　　　　E. 意识

6. 下列为脑膜刺激征的是（　　）。

   A. 巴彬斯基征　　　　　B. 奥本海姆征　　　　　C. 戈登征

   D. 布鲁津斯基征　　　　E. 墨菲征

7. 以下属于深感觉的是（　　）。

   A. 痛觉　　　　　　　　B. 触觉　　　　　　　　C. 位置觉

   D. 温度觉　　　　　　　E. 以上均正确

A2 型题

8. 病人女，40 岁，因偏头痛伴恶心、呕吐就诊。关于偏头痛以下说法不正确的是（　　）。

A. 常为双侧搏动性头痛

B. 发作时可伴视神经、精神功能障碍

C. 可在安静、黑暗环境、睡眠后缓解

D. 可用非甾体类消炎药缓解

E. 多数病人有家族史

9. 一位吞咽功能障碍的病人，欲对其进行康复功能锻炼，以下正确的是（　　）。

A. 病人反复咳嗽、清嗓子，促进喉部闭锁

B. 用冰冻的棉棒轻轻刺激软腭、腭弓、舌根、咽后壁，提高其敏感性

C. 延长呼气、吸气，控制呼吸，改善吞咽功能

D. 通过屏气发声运动训练声门闭锁功能，强化软腭肌力

E. 以上均正确

10. 病人，男，70岁，确诊糖尿病10年，近期感觉手部、脚部像穿着手套、袜套一样异常，温触觉减退，该病人是哪种感觉障碍。（   ）
   A. 交叉型感觉障碍　　　　B. 偏身感觉障碍　　　　C. 节段性感觉障碍
   D. 末梢型感觉障碍　　　　E. 传导束型感觉障碍

11. 病人，男，65岁，脑梗后不能讲话，对他人言语能理解，对书写的东西也能理解，该病人属于以下哪种情况异常。（   ）
   A. 运动性失语　　　　B. 感觉性失语　　　　C. 命名性失语
   D. 失读　　　　　　　E. 失写

12. 病人，男，60岁，瘫痪在床，以下护理措施错误的是（   ）。
   A. 常为病人翻身、拍背　　　　B. 由于瘫痪肢体不易移动，可将输液放在瘫痪肢体侧
   C. 调整饮食以防便秘　　　　　D. 保持肢体功能位　　　　E. 鼓励病人多饮水

A3 型题

13～15题题干

病人女，18岁，发作性头痛、呕吐2年就诊。病人自述发作前常感烦躁，继而出现一侧搏动性头痛，伴呕吐，睡眠后缓解。查体：神经系统未见异常。脑电图、心电图均未见异常。

13. 此病人最可能诊断为（   ）。
   A. TIA　　　　　　　　B. 偏头痛　　　　　　　C. 颅内肿瘤
   D. 脑血管疾病　　　　　E. 癔症

14. 该病人发作早期应给予以下哪种药物治疗。（   ）
   A. 甘露醇　　　　　　　B. 苯妥英钠　　　　　　C. 利多卡因
   D. 麦角胺咖啡因　　　　E. β受体阻滞剂

15. 该病人日常生活注意事项正确的是（   ）。
   A. 生活有规律，避免过度紧张、疲劳
   B. 注意保暖，天冷外出时要戴帽子或头巾
   C. 保持良好精神状态，避免精神刺激等不良情绪
   D. 巧克力、酒精、乳制品等易诱发偏头痛发作，应尽量避免
   E. 以上均正确

参考答案

一、名词解释

1. 随意运动：受主观意识控制的有目的的运动。由大脑皮层运动中枢所控制。

2. 上运动神经元瘫痪：亦称中枢性瘫痪，是由皮层运动投射区和上运动神经元径路（皮层脊髓束和皮层脑干束）损害而引起。因瘫痪肌的肌张力增高，故又称痉挛性瘫痪或硬瘫。

3. 偏瘫：指一侧肢体的瘫痪，病变位于瘫痪肢体的对侧的运动中枢。

二、填空题

1. 脑、脊髓。

2. 上运动神经元瘫痪、下运动神经元瘫痪，单瘫、偏瘫、交叉性瘫痪、截瘫、四肢瘫痪。

三、简答题

1. 答：

类别	上运动神经元瘫痪	下运动神经元瘫痪
病变部位	皮层运动柱	脊髓前角运动神经元
累及范围	广；可偏瘫、单瘫	局限；以肌群为主
肌张力	高（痉挛）	低（弛缓）
浅表反射	减弱/消失	消失
腱反射	亢进	减弱
病理反射	＋	－
肌肉量	正常/废用性减少	显著减少
肌电图	传导速度正常（无失神经电位）	传导速度异常（失神经电位）

2. 答：0级：完全瘫痪，不能做任何自由运动。

Ⅰ级：可见肌肉轻微收缩。

Ⅱ级：肢体能在床上平行移动。

Ⅲ级：肢体可以克服地心吸收力，能抬离床面。

Ⅳ级：肢体能做对抗外界阻力的运动。

Ⅴ级：肌力正常，运动自如。

四、选择题

1	2	3	4	5	6	7	8	9	10	11	12	13	14	15
A	C	E	E	E	D	C	A	E	D	A	B	B	D	E

（张玉颖）

第二节 脑血管疾病病人的护理

一、名词解释

1. TIA

2. 脑血栓

3. 脑栓塞

二、填空题

1. 内囊出血的三偏征是指：_____、_____、_____。

2. 蛛网膜下腔出血常见病因为：_____、_____。

3. 缺血性脑血管病包括_____、_____、_____，其中以_____最常见。

三、简答题

1. 脑血管病的危险因素有哪些？
2. 简述脑血管疾病病人的饮食指导。

四、选择题（单选题）

A1 型题

1. 脑血栓形成的发病时间常在（　　）。
   A. 劳累时　　　　　B. 剧烈运动　　　　C. 安静、休息状态
   D. 用力排便　　　　E. 无好发时间
2. TIA 的持续时间通常不超过（　　）。
   A. 24h　　　　　　B. 48h　　　　　　C. 1 周
   D. 3～5min　　　　E. 30min
3. 脑出血最常见的出血部位是（　　）。
   A. 小脑　　　　　　B. 脑桥　　　　　　C. 延髓
   D. 内囊区域　　　　E. 脑干

A2 型题

4. 病人男，48 岁，诊断为脑出血。入院第二天发生颅内压增高，遵医嘱用 20% 甘露醇时应注意（　　）。
   A. 滴速慢　　　　　B. 滴速极慢　　　　C. 滴速快
   D. 一般速度　　　　E. 按血压高低调节滴速
5. 病人男，70 岁。晨起时右侧肢体活动障碍被家人送入医院就诊，确诊为脑血栓形成，选择溶栓的时间窗是（　　）。
   A. 30min 内　　　　B. 1h 内　　　　　C. 6h 内
   D. 12h 内　　　　　E. 24h 内
6. 病人女，65 岁，高血压病史 10 年。跳广场舞时突然发生剧烈头痛，伴恶心呕吐，被送入医院。查体：血压 200/120mmHg，CT 显示颅内高密度影，此时最恰当的处理措施是（　　）。
   A. 发病 12h 内避免搬动，仰卧位，头部稍抬高
   B. 发病 12～24h 内避免搬动，仰卧位，头部稍抬高
   C. 发病 24～48h 内避免搬动，侧卧位，头部稍抬高
   D. 发病 48～72h 内避免搬动，侧卧位，头部稍抬高

E. 发病 48~72h 内避免搬动，仰卧位，头部稍抬高

A3 型题

7~9 题题干

病人男，70 岁，高血压病史 20 年。晨起时家人发现其嘴角歪斜，口齿不清就诊，查体：神志清，精神可，右侧肢体活动障碍，右侧偏身感觉障碍，失语。血象：未见异常。

7. 该病人如需确诊，应做的辅助检查是（　　）。
   A. CT　　　　　　　　B. 腰椎穿刺　　　　　　C. 生化全套
   D. X 线　　　　　　　E. B 超

8. 该项检查时间应安排在（　　）。
   A. 入院当时　　　　　B. 入院当天　　　　　　C. 入院 24~48h 后
   D. 入院 1 周后　　　　E. 时间无特殊要求

9. 如病人确诊脑梗死，最有可能的梗死部位是（　　）。
   A. 小脑　　　　　　　B. 脑桥　　　　　　　　C. 延髓
   D. 左侧内囊区域　　　E. 右侧内囊区域

10~14 题题干

病人女，18 岁。体育课时突然出现剧烈头痛、恶心、呕吐，随后意识模糊，被家人送到医院，既往体健。查体：意识模糊。瞳孔等大小、对光反射存在。颈项强直。心肺及腹部检查无殊。生理反射存在，病理反射未引出。肢体无瘫痪。Kernig 及 Brudzinski 阳性。急查 CT 示"脑沟、脑池内有高密度影"。

10. 此病人最可能的诊断是（　　）。
    A. TIA　　　　　　　B. 脑出血　　　　　　　C. 脑血栓形成
    D. 脑栓塞　　　　　　E. 蛛网膜下腔出血

11. 该病人最常见病因是（　　）。
    A. 脑动脉瘤　　　　　B. 高血压　　　　　　　C. 动脉粥样硬化
    D. 血脂异常　　　　　E. 高血糖

12. 要防止再次出血，最根本的办法是（　　）。
    A. 控制血压　　　　　B. 降低颅内压　　　　　C. 脑血管支架植入
    D. 止血　　　　　　　E. 手术

13. 进行上述治疗前应进行（　　）。
    A. 头颅 CT　　　　　B. 头颅 MRI　　　　　　C. 脑血管造影
    D. 血压监测　　　　　E. 检查出凝血时间和凝血酶原时间

14. 针对该病人正确的护理指导是（　　）。
    A. 尽早床上肢体活动　B. 卧床休息至少 4 周　　C. 便秘严重时可行灌肠
    D. 病情平稳后女性病人可以妊娠　E. 如无特殊情况不需要定期复诊

15~20 题题干

病人女，60岁，高血压病史10年。与人争吵时突然发生剧烈头痛，伴恶心呕吐，被送入医院。查体：血压220/130mmHg。两侧瞳孔等大等圆，视乳头水肿。右侧肢体活动障碍，右侧偏身感觉减退，生理反射存在，病理反射未引出。

15. 此病人为明确诊断，首选（　　）。
    A. X线　　　　　　　　B. CT　　　　　　　　C. B超
    D. 血管造影　　　　　　E. 腰穿

16. 如病人CT显示颅内出现高密度影，最可能诊断为（　　）。
    A. TIA　　　　　　　　B. 脑出血　　　　　　C. 脑血栓形成
    D. 脑栓塞　　　　　　E. 蛛网膜下腔出血

17. 该病人颅内高压的表现为（　　）。
    A. 头痛、呕吐、视乳头水肿　　B. 右侧肢体活动障碍　　C. 右侧偏身感觉减退
    D. 两侧瞳孔等大等圆　　　　　E. 以上均正确

18. 病人入院后3天，突然出现头痛加剧、烦躁不安、左侧瞳孔散大、病理征阳性，此时病人最可能是出现了（　　）。
    A. 高血压危象　　　　B. 高血压脑病　　　　C. 脑疝
    D. 颅内感染　　　　　E. 脑梗死

19. 此时首要的措施是（　　）。
    A. 吸氧　　　　　　　B. 使用脱水剂　　　　C. 使用镇静剂
    D. 物理降温　　　　　E. 密切观察病情

20. 选择上述治疗措施时应当首选（　　）。
    A. 地西泮　　　　　　B. 水杨酸类制剂　　　C. 4℃冷水浴
    D. 4~6L/min 氧流量　　E. 20%甘露醇

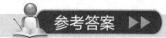

参考答案

一、名词解释

1. TIA：短暂性脑缺血发作（transient ischemic attacks，TIA）。由于局部脑或视网膜缺血引起的短暂性神经功能缺损，临床症状一般持续10~15min，多在1h内恢复，最长不超过2~4h，且不遗留神经功能损伤症状和体征，影像学（CT、MRI）检查无责任病灶。

2. 脑血栓：各种原因导致的血液中有形成分（包括血小板、纤维蛋白原、红细胞及白细胞等）在脑血管聚集，导致局部脑组织血流中断而发生缺血、缺氧性坏死。

3. 脑栓塞：各种栓子随血液进入颅内动脉使血管腔急性闭塞或严重狭窄，引起相应供血区脑组织发生缺血坏死及功能障碍的一组综合征

二、填空题

1. 偏瘫、偏盲、偏身感觉障碍。
2. 动脉瘤、脑血管畸形。
3. TIA、脑血栓形成、脑栓塞，脑血栓形成。

三、简答题

1. 答：危险因素为：①年龄、性别；②持续的高血压；③心脏病、糖尿病；④动脉粥样硬化、血脂异常；⑤吸烟；⑥其他，如口服避孕药、遗传倾向等。

2. 答：(1) 补充钾钙：多吃含钾食物如土豆、茄子、海带、莴笋，钙丰富食物如牛奶、酸奶、虾皮。

(2) 多吃新鲜蔬菜、水果，适当进食海产类食物。

(3) 适量补充蛋白质。建议多吃富含优质蛋白的食物，但在高血压合并肾功能不全时，应限制蛋白质的摄入。

(4) 限制食物热量。

(5) 限制脂肪及胆固醇摄入，尤其是动物脂肪。

(6) 限制食盐用量。

(7) 避免刺激性食物。

四、选择题

1	2	3	4	5	6	7	8	9	10	11	12	13	14	15	16	17	18	19	20
C	A	D	C	C	C	A	C	D	E	A	E	C	B	B	B	A	C	B	E

（张玉颖）

第三节 癫痫病人的护理

一、名词解释

1. 癫痫
2. 全面强直-阵挛发作
3. 癫痫持续状态

二、填空题

1. 大发作时的三个阶段为：_____、_____、_____。
2. _____是诊断癫痫最重要也是最常用的方法。

三、简答题

1. 癫痫病人常用的护理诊断有哪些？
2. 癫痫发作时的一般护理措施有哪些？

四、选择题（单选题）

A1 型题

1. 癫痫病人急性发作时的急救处理首先是（　　）。

A. 遵医嘱快速给药，控制发作

B. 注意保暖，避免受凉

C. 急诊做CT、脑电图，寻找原因

D. 保持呼吸道通畅，防止窒息

E. 移走身边危险物体，防止受伤

2. 有关癫痫用药原则的说法错误的是（　　）。

A. 根据癫痫发作类型正确选择

B. 原则上从小剂量开始，逐渐增加至治疗量

C. 一开始就可建议联合用药

D. 病情完全控制4～5年后，根据病人情况逐渐减量

E. 减量1～1.5年内无发作者方可停药

3. 某癫痫病人，发作时大小便失禁常发生在大发作的哪个期。（　　）

A. 各期都出现　　　　B. 强直期　　　　　　C. 阵挛期

D. 惊厥后期　　　　　E. 失神期

4. 治疗癫痫持续状态首选（　　）。

A. 静脉注射地西泮　　B. 静脉注射氯丙嗪　　C. 静脉注射苯巴比妥钠

D. 肌内注射苯巴比妥钠　E. 肌内注射苯妥英钠

A2 型题

5. 病人男，20岁，癫痫病史5年，因自行中止用药导致大发作。其首选控制药物是（　　）。

A. 苯妥英钠　　　　　B. 丙戊酸钠　　　　　C. 氯丙嗪

D. 卡马西平　　　　　E. 地西泮

A3 型题

6、7题题干

病人女，29岁，突然出现意识丧失，全身抽搐，眼球上翻，瞳孔散大，牙关紧闭，大小便失禁，持续3min，清醒后对抽搐全无记忆。

6. 根据临床征象，该病人可能为（　　）。

A. 癔症　　　　　　　B. 精神分裂症　　　　C. 低钙血症

D. 脑血管意外　　　　E. 癫痫

7. 对该病人急性发作时的急救处理首先是（　　）。

A. 遵医嘱快速给药控制发作

B. 注意保暖避免受凉

C. 急诊做CT、脑电图，寻找原因

D. 保持呼吸道通畅，防止窒息

E. 移走身边危险物体，防止受伤

8、9题题干

病人男，20岁，2h前出现意识丧失，突然倒地，眼球上翻，牙关紧闭，上肢屈肘，下肢伸直，持续约20s后出现全身肌肉阵挛，约1min后抽搐突然停止，口吐白沫，病人呈嗜睡状态。间隔20min后上述症状再次发作。

8. 根据上述表现，该病人为（ ）。

A. 失神发作　　　　　　B. 肌阵挛性发作　　　　C. 精神运动性兴奋

D. 癫痫持续状态　　　　E. 强直阵挛性发作

9. 控制上述情况，首选的药物是（ ）。

A. 苯妥英钠　　　　　　B. 丙戊酸钠　　　　　　C. 氯丙嗪

D. 卡马西平　　　　　　E. 地西泮

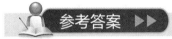

一、名词解释

1. 癫痫：是由不同病因导致脑部神经元高度同步化异常放电所引起的，以短暂性中枢神经系统功能失常为特征的慢性脑部疾病。

2. 全面强直-阵挛发作：主要表现为全身肌肉强直和阵挛，伴意识丧失。又称为大发作。

3. 癫痫持续状态：指一次癫痫发作持续30min以上，或连续发作多次且发作间歇期意识或神经功能不能恢复至通常水平。可因不适当地停用抗癫痫药物、治疗不规范、感染、精神刺激、过度劳累、饮酒等诱发。

二、填空题

1. 强直期、阵挛期、惊厥后期。

2. 脑电图。

三、简答题

1. 答：（1）有窒息的危险：与癫痫发作时喉肌痉挛、分泌物增多有关。

（2）有受伤的危险：与癫痫发作时肌肉抽搐、意识障碍有关。

（3）社交孤立：与害怕在公共场所发病引起窘迫有关。

（4）潜在并发症：癫痫持续状态、脑水肿、酸中毒及水电解质紊乱。

2. 答：（1）保持病室环境安静，保证病人充分休息。必要时加用床档。给予营养丰富易消化的饮食。避免刺激性饮食。避免摔伤，嘱病人有前驱症状时立即平卧。平时用棉花及软垫保护易受伤的关节。抽搐发作时切勿用力按压病人身体，解开病人的衣领，头偏向一侧，清除口腔和鼻腔分泌物。用牙垫垫于病人上下磨牙处，防止舌咬伤。抽搐停止前，护理人员应守护在病人床边，保护病人。

（2）密切观察生命体征及意识、瞳孔变化，注意发作类型，记录发作时间、次数、发作停止后意识完全恢复所需时间，有无头痛或行为异常。

（3）指导病人遵医嘱服用抗癫痫药物。护理人员应该经常给予关心、帮助，鼓励病人克服自卑心理，以乐观的心态接受治疗，并参与正常的社会交往。鼓励病人家属向病人表达关爱的情感，恢复病人自信。

四、选择题

1	2	3	4	5	6	7	8	9
D	C	C	A	D	E	D	D	E

（陈丽云）

第四节 帕金森综合征病人的护理

一、名词解释

1. 帕金森病
2. 静止性震颤

二、填空题

苯海索是常用治疗帕金森病药物，其为抗胆碱能药，协助维持纹状体的递质平衡，常见的副作用有 _____、_____、_____、_____、_____、口干、便秘、小便困难等。

三、简答题

1. 如何对帕金森病病人进行健康指导？
2. 帕金森病病人饮食护理的要点是什么？

四、选择题（单选题）

A1 型题

1. 以下因素与帕金森病无关的是（　　）。
   A. 年龄老化　　　　B. 肥胖　　　　C. 长期接触化工用品
   D. 遗传　　　　　　E. 高血压脑动脉硬化
2. 帕金森病典型的症状是（　　）。
   A. 肌强直　　　　　B. 运动减少　　C. 日常活动受限
   D. 静止性震颤　　　E. 言语障碍
3. 帕金森病服用左旋多巴时不能和哪种药同时服用。（　　）
   A. 维生素 C　　　　B. 维生素 B_6　　C. 钙片
   D. 降压药　　　　　E. 降糖药

A2 型题

4. 病人女，72岁，患帕金森病5年，随诊中病人表示现在多以碎步、前冲动作行走，并对此感到害怕。病人进行行走训练时，护士应提醒病人（　　）。
   A. 思想尽量放松　　B. 尽量跨大步　　C. 脚尽量抬高
   D. 双臂尽量摆动　　E. 将注意力集中于地面

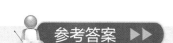

参考答案

一、名词解释

1. 帕金森病：是一种缓慢进展的中枢神经系统变性疾病，以静止性震颤、运动减少、肌强直和体位不稳为临床特征。

2. 静止性震颤：通常从一侧上肢开始，以肢体远端部分尤为显著，其特征是头部一般最后受累。上下肢均受累时，上肢的震颤幅度大于下肢。通常为肢体静止时发生，入睡后消失，随意运动时减轻，情绪激动时加重，俗称"搓丸样"动作。

二、填空题

恶心、呕吐、眩晕、疲倦、视力模糊。

三、简答题

1. 答：（1）活动和休息指导：培养兴趣爱好，坚持适当的体育锻炼，做力所能及的家务劳动。能够克服不适症状的病人建议日常生活尽量自理，卧床病人协助被动活动关节和按摩肢体，预防关节僵硬和肢体挛缩。

（2）安全指导：避免登高作业及机械操作，防止日常生活中意外伤害的发生。有体位性低血压者，睡眠时要抬高床头，可穿弹力袜，避免快速坐下或下床活动，防止跌倒。尽量不要单独外出，必要时可在病人口袋里放置写有病人相关信息的小卡片，或佩戴手腕识别牌，以免走失。

（3）家属指导：告知家属该病的特点，如病程长、逐渐加重、几乎无痊愈可能。关注家属人群，了解其心理和需要，提供必要的帮助。家属应关心体贴病人，协助进食、服药和日常生活的照料，如每日督促病人正确服药，防止错服漏服；密切观察病人的病情变化，积极预防并发症；出现严重情况及时就诊。

2. 答：（1）给予高热量、高维生素、低脂、适量优质蛋白等营养丰富的食物。少量多餐，进食或饮水时保持半坐位或坐位，对于消化功能减退的病人应给予易消化、易咀嚼、细软、无刺激的软食或半流质，多摄取新鲜的蔬菜和水果防止便秘。

（2）做好饮食护理，防止进食引起误吸、窒息或吸入性肺炎。必要时对进食困难、饮水呛咳的病人给予鼻饲，并做好相应的护理，亦可通过静脉补充足够的营养。

四、选择题

1	2	3	4
B	D	B	E

（陈丽云）

第五节 急性炎症脱髓鞘性多发性神经炎病人的护理

一、名词解释

1. 急性炎症脱髓鞘性多发性神经炎
2. 弛缓性瘫痪

3. 蛋白-细胞分离现象

二、填空题

1. 急性炎症脱髓鞘性多发性神经炎临床表现主要为_____、_____，可合并_____，严重者可出现_____。
2. _____是急性炎症脱髓鞘性多发性神经炎死亡的主要原因之一。

三、简答题

1. 急性炎症脱髓鞘性多发性神经炎维护呼吸功能的护理措施有哪些？
2. 急性炎症脱髓鞘性多发性神经炎病人的饮食护理要点是什么？

四、选择题（单选题）

A1 型题

1. 以下哪种治疗是急性炎症脱髓鞘性多发性神经炎的关键性治疗方法。（   ）
   A. 血浆置换　　　　　　B. 应用免疫球蛋白　　　　C. 辅助呼吸
   D. 糖皮质激素　　　　　E. 抗生素
2. 急性炎症脱髓鞘性多发性神经炎病人脑脊液的特点是（   ）。
   A. 脓性　　　　　　　　B. 血性　　　　　　　　　C. 压力升高
   D. 蛋白-细胞分离现象　　E. 白细胞增高
3. 目前认为，急性感染性多发性神经炎症是一种（   ）。
   A. 病毒感染性疾病　　　B. 自身免疫性周围神经病　C. 中枢神经性疾病
   D. 运动障碍性疾病　　　E. 脑血管疾病
4. 急性感染性多发性神经炎危及生命的原因是（   ）。
   A. 吞咽困难　　　　　　B. 面神经麻痹　　　　　　C. 呼吸肌麻痹
   D. 感觉障碍　　　　　　E. 水电解质紊乱
5. 关于多发性神经炎的护理措施，错误的是（   ）。
   A. 指导病人每晚睡前用温水泡脚
   B. 给予高热量、高维生素、易消化饮食
   C. 康复期指导病人进行肢体的主动、被动运动
   D. 鼓励病人多食含 B 族维生素的饮食
   E. 急性期应加强功能锻炼，鼓励病人多行走

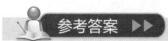
参考答案

一、名词解释

1. 急性炎症脱髓鞘性多发性神经炎：为急性或亚急性起病的大多可恢复的多发性脊神经根（可伴脑神

经）麻痹和肢体瘫痪的一组疾病。主要病变为周围神经广泛的炎症性节段性脱髓鞘，部分病侧伴有远端轴索变性，临床表现主要为四肢对称性弛缓性瘫痪和感觉障碍，可合并脑神经损害，严重者可出现呼吸麻痹。

2. 弛缓性瘫痪：首发症状常为四肢对称性无力，从双下肢开始，并逐渐加重和向上发展至四肢，一般是下肢重于上肢，远端重于近端，表现为双侧对称的下运动神经元性瘫痪。

3. 蛋白-细胞分离现象：急性炎症脱髓鞘性多发性神经炎病人脑脊液检查所表现的蛋白质含量升高，而细胞数目正常的现象。

二、填空题

1. 四肢对称性弛缓性瘫痪、感觉障碍，脑神经损害，呼吸麻痹。

2. 呼吸衰竭。

三、简答题

1. 答：(1) 保持病人呼吸道通畅。鼓励病人深呼吸、有效咳嗽，协助翻身拍背，必要时吸痰，及时清除呼吸道分泌物。

(2) 如有缺氧症状（憋气、烦躁、出汗、发绀），肺活量降低至每千克体重20～25ml以下，血氧分压低于70mmHg（9.3kPa），应立即报告医生，遵医嘱尽早使用人工呼吸机。通常先用气管插管，如1日以上无好转，则行气管切开，并外接呼吸机。有条件者应将病人移送到呼吸监护室进行监护。

2. 答：(1) 指导病人进食高蛋白、高热量、高维生素且易消化的软饭，多食水果、蔬菜。

(2) 延髓麻痹不能吞咽进食和气管切开、呼吸机辅助呼吸者应及时插胃管，给予鼻饲流质饮食，以保证机体足够的营养供给。留置胃管的病人应强调在进食时和进食后30min抬高床头，防止食物反流引起窒息和坠积性肺炎。

四、选择题

1	2	3	4	5
A	D	B	C	E

（陈丽云）

第九章 风湿免疫性疾病病人的护理

第一节 概述、常见症状体征的护理

一、名词解释

1. 风湿性疾病
2. 结缔组织病
3. 自身免疫性疾病

二、填空题

1. 弥漫性结缔组织病有：_____、_____、_____、_____、_____。
2. 与血小板减少、动静脉血栓及习惯性流产有关的自身抗体是：_____。
3. 风湿性疾病常用治疗药物种类有：_____、_____、_____、_____等。

三、简答题

1. 简述关节疼痛的护理要点。
2. 简述关节功能障碍的护理要点。

四、选择题

A1 型题

1. 下列不属于弥漫性结缔组织病的是（　　）。
   A. 皮肌炎　　　　　　　　B. 类风湿关节炎　　　　　C. 强直性脊柱炎
   D. 系统性红斑狼疮　　　　E. 干燥综合征
2. 下列不属于弥漫性结缔组织病的是（　　）。
   A. Reiter 综合征　　　　　B. 类风湿关节炎　　　　　C. 系统性红斑狼疮

D. 硬皮病　　　　　　　　　E. 干燥综合征

3. 疾病累及的靶器官以非炎症性病理改变为主要特点的风湿病是（　　　）。

A. 骨性关节炎　　　　　B. 类风湿关节炎　　　　　C. 痛风

D. 干燥综合征　　　　　E. 系统性红斑狼疮

4. 肥胖是下列哪种风湿病易感因素。（　　　）

A. 强直性脊柱炎　　　　B. 类风湿关节炎　　　　　C. 骨性关节炎

D. 多肌炎和皮肌炎　　　C. 银屑病性关节炎

5. 下列关于关节疼痛的护理措施不妥的是（　　　）。

A. 可采用非甾体抗炎药止痛

B. 运用理疗技术减轻疼痛，如热敷、蜡疗、超短波、红外线等

C. 避免寒冷刺激，注意关节保暖

D. 关节活动时疼痛加重是正常的，应加大活动量使其关节功能尽快恢复

E. 采取松弛术、暗示、皮肤刺激疗法等非药物止痛法

6. 下列关于腕关节疼痛的护理措施错误的是（　　　）。

A. 创造适宜的环境，以免引起病人痛阈降低，加重疼痛

B. 关节活动应在正常活动范围之内，以免造成新的损伤

C. 急性疼痛期，腕关节应处于功能位，即腕背屈25°，尺偏10°

D. 腕关节按摩一般每天2次，一次30min

E. 疼痛缓解后，可进行关节功能锻炼

7. 下列关于踝关节疼痛的护理措施错误的是（　　　）。

A. 注意休息

B. 急性疼痛期，踝关节宜保持于背伸90℃

C. 给予病人精神安慰及鼓励

D. 遵医嘱用药

E. 热敷理疗

8. 下列关于关节功能障碍的护理措施不妥的是（　　　）。

A. 鼓励病人使用健侧手臂从事自我照顾的活动

B. 配合理疗、按摩，以增加局部血液循环，防止关节失用

C. 肢体锻炼由主动向被动渐进，可做慢跑、散步、肢体屈伸、提举等活动

D. 活动量应控制在病人能忍受的范围内，活动后感到短时间疼痛说明活动量适宜

E. 注意观察和预防长期卧床引起的并发症，如肌肉萎缩、肺部感染、压疮、便秘等

参考答案

一、名词解释

1. 风湿性疾病：是指侵犯关节、肌肉、骨骼和关节周围软组织（如韧带、滑囊、筋膜）等部位的一类疾病，主要表现为关节的慢性反复性疼痛，伴有肿胀和活动障碍，病程进展缓慢，发作与缓解交替出现，

主要与感染、免疫、代谢、内分泌、环境、遗传等因素相关。

2. 结缔组织病：以疏松结缔组织黏液样水肿及纤维蛋白样变性为病理基础的一组疾病。

3. 自身免疫性疾病：是指机体对自身抗原发生免疫反应而导致自身组织损害所引起的疾病。

二、填空题

1. 类风湿关节炎、系统性红斑狼疮、干燥综合征、硬皮病、皮肌炎。

2. 抗磷脂抗体。

3. 非甾体类抗炎药、糖皮质激素（甾体类抗炎药）、慢抗风湿药（改善病情的抗风湿药）、生物制剂。

三、简答题

1. 答：（1）休息与体位：急性活动期限制关节活动，保持关节功能位，不宜绝对卧床。

（2）协助减轻疼痛：避免寒冷刺激；松弛术、暗示、皮肤刺激疗法等非药物止痛法；热敷、蜡疗、磁疗、超短波及红外线等理疗技术；非甾体抗炎药止痛。

2. 答：（1）日常生活护理：协助病人日常活动，鼓励病人使用健侧手臂。

（2）预防关节废用：鼓励病人及早下床，由被动向主动进行，以病人能承受为宜，避免长时间不活动；配合理疗、按摩。

（3）预防并发症：观察和预防肌肉萎缩、肺部感染、压疮及便秘等并发症。

四、选择题

1	2	3	4	5	6	7	8
C	A	A	C	D	C	B	C

（荣灿）

第二节 类风湿关节炎病人的护理

一、名词解释

1. 类风湿关节炎
2. 晨僵

二、填空题

1. 类风湿关节炎的基本病理改变为_____，其关节损伤特点表现为：_____、_____、_____。

2. 类风湿关节炎最常见的关节外表现是_____，多位于_____及_____的皮下。此外，尚可引起_____以及累及其他器官如肺、心脏、胃肠道等。

三、简答题

1. 类风湿关节炎关节表现的主要特征有哪些？

2. 列出类风湿关节炎病人的护理要点。

四、选择题（单选题）

A1 型题

1. 诱发类风湿关节炎的最重要因素是（　　）。
   A. 潮湿寒冷　　　　　　B. 精神刺激　　　　　　C. 劳累过度
   D. 药物过敏　　　　　　E. 细菌感染
2. 下列哪项不是类风湿关节炎的特征表现。（　　）
   A. 以小关节为主　　　　B. 呈对称性　　　　　　C. 晨僵明显
   D. 急性期关节明显肿胀　E. 后期关节无畸形
3. 下列与类风湿关节炎活动无关的是（　　）。
   A. 晨僵　　　　　　　　B. 关节畸形　　　　　　C. 类风湿结节
   D. 血沉增快　　　　　　E. C反应蛋白增高
4. 类风湿关节炎最常侵犯的关节是（　　）。
   A. 肘关节　　　　　　　B. 四肢小关节　　　　　C. 髋关节
   D. 肩关节　　　　　　　E. 膝关节
5. 类风湿关节炎的手指畸形表现为（　　）。
   A. 匙状指　　　　　　　B. 杵状指　　　　　　　C. 梭状指
   D. 锤状指　　　　　　　E. 蜘蛛指
6. 类风湿关节炎的临床表现不包括（　　）。
   A. 关节疼痛　　　　　　B. 晨起关节僵硬　　　　C. 指间关节梭形肿胀
   D. 手部掌指关节畸形　　E. 高热
7. 与类风湿关节炎诊断无关的检查结果是（　　）。
   A. 抗O增高　　　　　　B. 类风湿因子阳性　　　C. 血红蛋白降低
   D. 血沉增快　　　　　　E. C反应蛋白增高
8. 下列关于类风湿关节炎活动期的关节护理措施，错误的是（　　）。
   A. 预防压疮　　　　　　B. 注意姿势，减轻疼痛　C. 保持关节功能位
   D. 禁忌病变关节活动　　E. 使用支架，避免关节畸形
9. 类风湿关节炎缓解期最重要的护理措施是（　　）。
   A. 观察病情变化　　　　B. 避免疲劳　　　　　　C. 避免精神刺激
   D. 避免寒冷、潮湿　　　E. 指导关节功能锻炼

A2 型题

10. 病人女，36岁，以"类风湿关节炎"收住院，经治疗后，病情缓解出院。正确的健康教育是（　　）。

A. 避免劳累，预防感冒 B. 高蛋白高热量饮食 C. 病情好转立即停药
D. 承担所有家务 E. 每天坚持 4h 以上锻炼

11. 病人女，48 岁。患"类风湿关节炎"5 年，近几天来手足及膝关节肿胀，疼痛加重，活动后疼痛减轻，伴有疲乏、食欲不振等不适。以下护理措施不妥的是（　　）。
A. 卧床休息 B. 取平卧位，脊背挺直 C. 必要时使用夹板
D. 足底放护足板 E. 经常维持膝关节屈曲位

12. 病人女，40 岁，患"类风湿关节炎"6 年，加重 3 个月，诉全身多个关节对称性肿痛，晨僵 2h，行走困难。体检：双手近端指关节肿大畸形，双踝、双膝关节肿胀，双膝有积水，下蹲困难。目前该病人应（　　）。
A. 卧床休息，肢体保持功能位 B. 卧床休息，抬高下肢
C. 卧床休息，适当被动运动 D. 卧床休息，适当主动运动
E. 适度休息，增加功能锻炼

A3 型题

13、14 题题干

病人女，35 岁，6 年前双指、双腕关节肿胀疼痛，晨起指关节僵硬 1~2h，且关节均变形。近 1 个月双指、双腕关节红肿疼痛加重。体检：生命体征正常。实验室检查：血红蛋白 100g/L，ESR 74mm/h，RF 1∶40（＋）；胸片示：胸腔积液；关节片示：指关节、腕关节骨质疏松，关节间隙变窄。

13. 该病人最可能的诊断是（　　）。
A. 骨性关节炎 B. 风湿性关节炎 C. 干燥综合征
D. 痛风关节炎 E. 类风湿关节炎

14. 应采取的护理措施是（　　）。
A. 皮肤护理 B. 加强关节局部活动 C. 卧床休息
D. 高蛋白高热量饮食 E. 多在阳光下走动

15~17 题题干

病人女，30 岁，1 个月前出现掌指关节、双膝关节肿胀疼痛，晨僵 1~2h，行走困难，关节无畸形。实验室检查：ESR 70mm/h，WBC $4.2×10^9$/L，RBC $3.6×10^{12}$/L，血红蛋白 110g/L；免疫学检查示 C3、C4 均增高，RF（＋）；尿蛋白（－）。

15. 病人最可能的疾病诊断是（　　）。
A. 风湿性关节炎 B. 类风湿关节炎 C. 干燥综合征
D. 痛风关节炎 E. 骨性关节炎

16. 此期病人的治疗措施不妥的是（　　）。
A. 卧床休息，并保持正确的体位 B. 遵医嘱给予消炎止痛药
C. 注意观察药物不良反应 D. 指导关节功能锻炼

E. 嘱病人定时定量服药，不随意加减药量或停药

17. 治疗类风湿关节炎药物的不良反应不包括（　　）。
  A. 胃肠道反应 B. 肝功能异常 C. 骨髓抑制
  D. 骨髓活跃 E. 皮肤黏膜出血

18～20题题干

病人男，45岁，手膝关节痛1年余，双手多个近指关节肿胀，压痛，双膝关节活动弹响。实验室检查：RF 1∶30（＋）。

18. 病人最可能的诊断是（　　）。
  A. 风湿性关节炎 B. 类风湿关节炎 C. 强直性关节炎
  D. 痛风关节炎 E. 骨性关节炎

19. 病人可能并发诊断（　　）。
  A. 风湿性关节炎 B. 类风湿关节炎 C. 强直性关节炎
  D. 痛风关节炎 E. 骨性关节炎

20. 对主要可能诊断帮助最大的检查是（　　）。
  A. ESR检查 B. ASO检查 C. CRP检查
  D. 双手X线检查 E. 双膝关节X线检查

21～24题题干

病人女，55岁，双手不能紧握，双腕关节痛伴低热咽痛1个月。体检：见鹅颈征。实验室检查：PLT 430×10^9/L，血红蛋白89g/L，未查RF。入院诊断为"类风湿关节炎"。

21. 当病人出现气短时应注意排除（　　）。
  A. 低蛋白血症 B. 贫血加重 C. 间质性肺炎
  D. 合并肺炎 E. 心肌炎

22. 鹅颈征是指（　　）。
  A. 腕关节 B. 颈椎 C. 手远指关节
  D. 第一跖趾关节 E. 手近指关节

23. 除了检查血沉外，还应查（　　）。
  A. RF定量 B. CRP C. 抗CCP抗体
  D. 双手X线检查 E. 以上均可选择

24. 此例病人的血象表现，主要是因为（　　）。
  A. 低热感染 B. 缺铁 C. 关节炎活动
  D. 检查误差 E. 关节痛

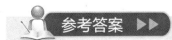

一、名词解释

1. 类风湿关节炎：是以侵蚀性、对称性多关节炎为主要表现的慢性、全身性自身免疫性疾病，基本病

理改变为滑膜炎，累及软骨或骨质可致关节畸形。

2. 晨僵：晨起、静止或休息一段时间后关节活动功能障碍明显，表现为关节僵硬和胶黏感，活动后减轻，可持续 1~2h，是类风湿关节炎病人的一种表现。

二、填空题

1. 滑膜炎和血管炎，多关节、周围性小关节、对称性。
2. 类风湿结节，关节隆突、受压部位，类风湿血管炎。

三、简答题

1. 答：（1）晨僵：关节僵硬以晨间起床后最为明显，活动后症状减轻。

（2）关节疼痛及肿胀：关节痛是最早的关节症状，最常出现部位为双手关节，尤其掌指关节及近端指关节、腕、膝、足也多见。关节肿胀，近端指关节肿如梭形。

（3）关节畸形及功能障碍：常见掌指关节半脱位和手指的尺侧偏斜。关节最终出现纤维性强直，膝、肘、腕等多固定在屈位，活动障碍，影响正常生活。

2. 答：（1）关节活动评估，判断病情进展和疗效。

（2）休息与活动：急性活动期应卧床休息，关节保持功能位。

（3）用药护理：嘱遵医嘱服止痛药。

（4）健康指导：热水浴、红外线超短波等理疗技术减轻疼痛，消除关节僵硬，鼓励病人在可耐受范围内进行主动或被动锻炼。

四、选择题

1	2	3	4	5	6	7	8	9	10	11	12
A	E	B	B	C	E	C	D	E	A	E	A
13	14	15	16	17	18	19	20	21	22	23	24
E	C	B	D	D	B	E	D	C	E	E	C

（荣灿）

第三节 系统性红斑狼疮病人的护理

一、名词解释

1. 系统性红斑狼疮
2. 狼疮危象
3. 神经精神狼疮

二、填空题

1. 系统性红斑狼疮病人皮疹常见于_____，典型皮疹为_____。
2. 系统性红斑狼疮的发生可能与_____、_____、_____等因素有关。
3. SLE 受累器官的特征性改变包括_____、_____、_____。

三、简答题

1. 简述系统性红斑狼疮的主要临床表现。
2. 简述系统性红斑狼疮病人的饮食、皮肤黏膜的护理要点。

四、选择题（单选题）

A1 型题

1. 系统性红斑狼疮的诱因不包括（　　）。
   A. 性激素　　　　　　　B. 药物因素　　　　　　C. 阳光照射
   D. 感染病毒　　　　　　E. 高蛋白饮食

2. 系统性红斑狼疮病人的首发症状往往是（　　）。
   A. 蝶形红斑　　　　　　B. 关节肿痛　　　　　　C. 血尿、蛋白尿
   D. 胸闷、气短　　　　　E. 幻觉

3. 下列系统性红斑狼疮的临床表现中，错误的是（　　）。
   A. 长期低、中度发热
   B. 盘状红斑是最具特征性的皮肤改变
   C. 大多数病人有不对称的多关节痛
   D. 心力衰竭是 SLE 病人死亡的常见原因
   E. 约 30% 病人可有消化道症状

4. 系统性红斑狼疮最常见的死亡原因是（　　）。
   A. 上消化道大出血　　　B. 颅内高压　　　　　　C. 尿毒症
   D. 心肌炎　　　　　　　E. 胸膜炎

5. 下列哪项检查对确诊系统性红斑狼疮病情处于活动期没有意义。（　　）
   A. 白细胞增高　　　　　B. 补体下降　　　　　　C. 蛋白尿
   D. 血尿　　　　　　　　E. 血小板增高

6. 系统性红斑狼疮病人应用糖皮质激素时，下列表述不正确的是（　　）。
   A. 维持用药时间较长　　　B. 通常采用泼尼松
   C. 病情好转后缓慢逐渐减量　　D. 每日或隔日顿服
   E. 用药剂量应逐渐加大

7. 关于系统性红斑狼疮蝶形红斑病人的面部保健指导，正确的护理措施是（　　）。
   A. 每日用 30℃ 温水热敷　　　B. 每日用碱性肥皂水清洁面部
   C. 适当使用化妆品掩饰红斑　　D. 经常外出晒太阳
   E. 使用普鲁卡因胺药物

8. 关于系统性红斑狼疮病人脱发的处理，下列表述不正确的是（　　）。
   A. 告知病人脱发不是永久性的　　B. 避免染发、烫发、卷发
   C. 温水洗头每日 2 次　　　　　　D. 梅花针针刺头皮

E. 用假发改善形象

A2 型题

9. 病人女,20岁,四肢关节疼痛7个月,近2个月出现面颊部对称性红色蝶形斑,反复发作口腔溃疡,诊断为"系统性红斑狼疮"。以下护理措施不恰当的是（　　）。

　　A. 避免辛辣等刺激性食物　　B. 坚持饭后漱口　　C. 少食多餐
　　D. 优质低蛋白饮食　　E. 可以进食蘑菇、芹菜等食物

10. 病人女,31岁,系统性红斑狼疮病史2年,近日因体温升高,关节红肿有压痛,出现面部红斑、蛋白尿而入院治疗。下列处理措施不妥的是（　　）。

　　A. 维持激素治疗　　B. 安排在背阳的病室　　C. 加强肢体锻炼
　　D. 慎用阿司匹林　　E. 经常用清水洗脸

A3 型题

11～13题题干

病人女,28岁,因患系统性红斑狼疮两次住院。本次住院面部红斑明显,有少许鳞屑,尿常规阴性,肾功能正常,血抗核抗体阳性,抗双链-DNA抗体阳性。

11. 治疗本病首选的药物是（　　）。

　　A. 糖皮质激素　　B. 非甾体抗炎药　　C. 抗疟药
　　D. 免疫抑制剂　　E. 抗生素类药

12. 下列哪项是目前筛选本病的主要指标。（　　）

　　A. 血常规　　B. 类风湿因子　　C. B超
　　D. 抗双链DNA抗体　　E. 抗核抗体

13. 该病人不宜食用的蔬菜是（　　）。

　　A. 萝卜　　B. 豆芽　　C. 香菜
　　D. 番茄　　E. 荠菜

14～17题题干

病人女,28岁,2年前开始关节痛,半年前出现下肢稍肿,近2个月发热,全身浮肿伴尿量明显减少,双侧面颊有蝶形红斑,双侧手掌、足底可见片状红斑。病人表情紧张,愁眉不展。体检：生命体征平稳。实验室检查：ESR 65mm/h；抗核抗体（+），抗dsDNA抗体（+），抗Sm抗体（+）；尿常规示尿蛋白（+++），红细胞5个/HP；血常规正常。

14. 该病人最可能的诊断是（　　）。

　　A. 类风湿关节炎　　B. 狼疮肾炎　　C. 慢性肾炎
　　D. 肾病综合征　　E. 系统性红斑狼疮

15. 需采取的护理措施是（　　）。

　　B. 皮肤护理　　B. 多在阳光下活动　　C. 洗脸时涂营养霜

D. 饮食宜高蛋白高热量　　　E. 多食用营养丰富的水果，如无花果等

16. 针对病情，目前护士应教育病人重点关注（　　）。
　　A. 肾功能变化，定期复查　　B. 有无消化道出血　　C. 体温变化
　　D. 血红蛋白变化　　　　　　E. 血白细胞变化

17. 治疗过程中病人出现了胃肠道不适、脱发、肝功能异常，血常规提示白细胞明显增高，可能发生了（　　）。
　　A. 激素副作用　　　　　　　B. 免疫抑制剂不良反应　　C. 胃炎
　　D. 肝炎　　　　　　　　　　E. 感染

18~21题题干

病人女，35岁，中度发热，全身肌痛，四肢关节肿痛1个月余。体检：双膝关节及左踝关节局部红肿、压痛明显，无畸形；口腔有溃疡灶；面部有红斑。实验室检查：尿常规示尿蛋白（++），红细胞6个/HP。

18. 免疫学检查最可能出现的抗体是（　　）。
　　A. 类风湿因子　　　　　　　B. 抗Scl-70抗体　　　　C. 抗核抗体
　　D. 结核抗体　　　　　　　　E. 抗中性粒细胞胞浆抗体

19. 病人最可能的诊断是（　　）。
　　A. 败血症　　　　　　　　　B. 类风湿关节炎　　　　C. 肾盂肾炎
　　D. 系统性红斑狼疮　　　　　E. 干燥综合征

20. 为缓解病情，首选治疗药物为（　　）。
　　A. 抗生素　　　　　　　　　B. 非甾体类抗炎药　　　C. 镇痛药
　　D. 糖皮质激素　　　　　　　E. 免疫抑制剂

21. 病人经住院治疗后，现病情完全缓解，此时最主要的护理目标是（　　）。
　　A. 保护皮肤黏膜完整　　　　B. 减轻关节肿痛　　　　C. 解除心理压力
　　D. 无感染发生　　　　　　　E. 学会预防复发及自我护理知识

22~26题题干

病人女，24岁，间歇性发热、纳差，体温37.6~39.2℃，伴腕、膝关节酸痛2个月余。体检：头发稀少，口腔有溃疡灶；左膝及右腕关节局部红肿、压痛明显，但无畸形。实验室检查：尿蛋白（+），血白细胞3.9×10^9/L，ALT 63U/L，ESR 46mm/h，LE细胞（+），抗Sm抗体（+）。

22. 最可能的诊断是（　　）。
　　A. 风湿性关节炎　　　　　　B. 类风湿关节炎　　　　C. 系统性红斑狼疮
　　D. 急性肾小球肾炎　　　　　E. 病毒性肝炎

23. 该病人目前应首选下列哪项药物进行治疗。（　　）
　　A. 吲哚美辛　　　　　　　　B. 泼尼松　　　　　　　C. 硫唑嘌呤
　　D. 环磷酰胺　　　　　　　　E. 阿司匹林

24. 给上述病人进行正确的护理措施及保健指导，下列内容不妥的是（　　）。
　　A. 卧床休息　　　　　　　　B. 安置在没有阳光直射的病室
　　C. 忌食芹菜、香菜　　　　　D. 口腔涂朱黄散、碘甘油等

E. 服用避孕药避孕，防止疾病恶化

25. 住院期间病人常常照镜子叹气，拒绝与人接触，对父母流露出害怕将来后果的思想。其心理状态考虑为（　　）。
   A. 精神性抑郁　　　　　　B. 孤僻综合征　　　　　　C. 预感性悲哀
   D. 恐惧症　　　　　　　　E. 性格脆弱

26. 护士采取下列哪项措施是不恰当的（　　）。
   A. 常常和病人沟通，耐心听其倾诉
   B. 鼓励其保持心情舒畅
   C. 鼓励其出门用遮瑕霜将红斑遮住
   D. 让亲朋好友常来探望
   E. 尽量不提"狼疮"一词

27～31题题干

病人女，17岁，高热、口腔溃疡伴多关节疼痛十余天，伴有劳累后胸闷气短。体检：双侧面颊部蝶形红斑，手指指端红色痛性结节，浅表淋巴结轻度增大，双肺未闻及干湿啰音，心率68次/min，心律齐，肺动脉区S2亢进，无杂音，双下肢无水肿。实验室检查：抗核抗体1∶1000（＋），抗dsDNA（＋）。

27. 病人最可能的诊断是（　　）。
   A. 混合性结缔组织病　　　B. 天疱疮　　　　　　　　C. 类风湿关节炎
   D. 系统性红斑狼疮　　　　E. 白塞病

28. 病人气短可能合并的病变是（　　）。
   A. 狼疮肺炎　　　　　　　B. 肺动脉高压　　　　　　C. 肺间质纤维化
   D. 肺内感染　　　　　　　E. 心功能不全

29. 进一步应该做的检查不包括（　　）。
   A. 唾液腺流率　　　　　　B. 肺动脉压力测定　　　　C. 尿蛋白定量
   D. 肺CT　　　　　　　　 E. 心脏多普勒超声

30. 对该病人应首先进行的药物治疗是（　　）。
   A. 免疫抑制剂　　　　　　B. 生物制剂　　　　　　　C. 糖皮质激素
   D. 非甾体类抗炎药　　　　E. 丙种球蛋白

31. 治疗后病人体温正常，3次尿蛋白定量结果＞1.0g/天，首先应采取下列哪项治疗措施（　　）。
   A. 加用丙种球蛋白　　　　B. 加用生物制剂　　　　　C. 加用免疫抑制剂
   D. 甲泼尼龙冲击治疗　　　E. 血浆置换

参考答案

一、名词解释

1. 系统性红斑狼疮：是一种涉及许多系统和脏器的自身免疫性疾病，由于细胞和体液免疫功能障碍，产生多种自身抗体，可累及皮肤、浆膜、关节、肾及中枢神经系统等。

2. 狼疮危象：是指急性的危及生命的重症 SLE，包括急进性狼疮性肾炎、中枢神经系统损害、严重的溶血性贫血、血小板减少性紫癜、粒细胞缺乏症、心脏损害、狼疮性肺炎、严重的血管炎，狼疮危象的发生严重影响 SLE 病人的预后。

3. 神经精神狼疮：是系统性红斑狼疮侵犯到神经系统所表现出来的一系列神经精神症状，是导致 SLE 病人死亡的主要原因之一。临床表现轻者仅有偏头痛、性格改变、记忆力减退或轻度认知障碍；重者可表现为脑血管意外、昏迷、癫痫持续状态等。

二、填空题

1. 面颊部，蝶形红斑。
2. 性激素、遗传、环境。
3. 狼疮小体（苏木紫小体）、洋葱皮样病变、狼疮性肾炎。

三、简答题

1. 答：（1）全身症状：活动期病人有疲乏、发热、食欲不振、体重下降等。

（2）皮肤黏膜损害：典型表现为双面颊和鼻梁部有不规则水肿性蝶形红斑，也可出现丘疹、紫癜、盘状红斑等血管炎表现。

（3）关节痛：对称性、间歇性，不伴关节畸形。

（4）脏器损害：可有狼疮性肾炎、心肌炎、肺炎，消化、血液及神经系统可有相应的表现。

（5）其他：动静脉血栓，习惯性流产，眼底出血，视网膜血管炎等。

2. 答：（1）饮食护理：高蛋白、高维生素、高热量、低脂肪软食；少食用具有增强光敏感作用的食物如无花果、紫云英、油菜、黄泥螺以及芹菜。

（2）皮肤黏膜护理：保持病室内适宜的温度和湿度；避免阳光直晒；保持皮肤的清洁卫生，可用清水冲洗皮损处；忌用碱性肥皂、化妆品及化学药品，防止刺激皮肤。

四、选择题

1	2	3	4	5	6	7	8	9	10	11	12	13	14	15	16
E	B	B	C	E	E	A	D	E	C	A	D	E	E	A	A
17	18	19	20	21	22	23	24	25	26	27	28	29	30	31	
A	C	D	D	D	C	B	E	C	C	D	A	A	C	C	

（荣灿）

第四节 干燥综合征病人的护理

一、名词解释

1. 原发性干燥综合征
2. 继发性干燥综合征

二、填空题

1. 干燥综合征主要累及 _____、_____ 等外分泌腺，常见的症状是_____。

2. 干燥综合征病人出现口干燥症是由_____病变引起，除口干燥外，尚可出现_____、_____以及舌痛、舌乳头炎等。

三、简答题

1. 干燥综合征的主要临床表现是什么？
2. 干燥综合征病人的眼睛及口腔的护理要点是什么？

四、选择题（单选题）

A1 型题

1. 干燥综合征的病因不包括（　　）。
   A. 性激素　　　　　　B. 遗传因素　　　　　　C. 阳光照射
   D. 病毒感染　　　　　E. 自身免疫

2. 干燥综合征的临床表现不包括（　　）。
   A. 干燥性角膜炎　　　B. 猖獗性龋齿　　　　　C. 萎缩性胃炎
   D. 肺部感染　　　　　E. 关节痛

3. 下列关于干燥综合征的说法错误的是（　　）。
   A. 临床主要表现为干燥性结膜炎、口干症
   B. 多数病人有高免疫球蛋白血症
   C. 本病可分为原发性和继发性两类
   D. 本病累及神经系统时以中枢神经损害多见
   E. 本病主要累及全身的外分泌腺

4. 下列关于干燥综合征的口干、眼干护理措施不妥的是（　　）。
   A. 避免强光刺激　　　B. 使用眼药水或人工泪液　　C. 多食用话梅、山楂
   D. 定期口腔检查　　　E. 长期使用抗生素预防感染

A2 型题

5. 病人女，56岁，1年前无明显诱因出现口干、眼干，眼部磨砂感，未予重视，后病情逐渐加重，口腔唾液减少，口唇干燥，视物模糊，泪液减少；鼻腔干燥，痰少不易咳出；无关节、肌肉疼痛。实验室检查：免疫抗体谱示抗核抗体1∶80，抗SSA抗体（＋＋＋），抗SSB抗体（＋），抗Ro-52抗体（＋）。病人最可能的诊断是（　　）。
   A. 系统性红斑狼疮　　　B. 类风湿关节炎　　　　C. 贫血
   D. 干燥综合征　　　　　E. 骨关节炎

6. 病人女，36岁，自觉"口干眼干伴关节疼痛9个月余，加重两周"入院。入院诊断为"干燥综合征"。下列护理措施不妥的是（　　）。

A. 保持口腔清洁

B. 给以人工泪液滴眼

C. 非甾体类抗炎药以及羟氯喹止痛

D. 给予病人精神鼓励及安慰

E. 使用胆碱能药物改善症状

A3 型题

7～10 题题干

病人女，48岁，自2年前感冒发烧后，即感口干咽燥、鼻干眼干、视物不清、头痛头晕、胸闷气短、关节疼痛等，认为是感冒未愈，故未予重视，近2周病人病情逐渐加重。体检：双下肢见米粒大小边界清楚的红丘疹，压之不褪色；实验室检查：血常规示 PLT 73×10^9 个/L。

7. 免疫学检查最可能出现的抗体是（   ）。
   A. 类风湿因子 B. 抗 Scl-70 抗体 C. 抗 SSA 抗体
   D. 结核抗体   E. 抗中性粒细胞胞浆抗体

8. 病人最可能的诊断是（   ）。
   B. 败血症   B. 类风湿关节炎   C. 骨性关节炎
   D. 系统性红斑狼疮   E. 干燥综合征

9. 为缓解病情，首选治疗药物为（   ）。
   A. 抗生素   B. 非甾体类抗炎药   C. 镇痛药
   D. 免疫抑制剂   E. 肾上腺皮质激素

10. 肺部CT示双肺下叶少许间质性改变，可能合并的病变是（   ）。
    A. 狼疮肺炎   B. COPD   C. 肺间质纤维化
    D. 肺部感染   E. 心功能不全

11～13 题题干

病人女，25岁，反复高热伴游走性疼痛，口腔干燥、溃疡，畏光，脱发1个月余。病人表情紧张，不断询问病情、预后等问题。实验室检查：尿常规提示尿蛋白（＋＋），颗粒管型5个/HP，红细胞5个/HP，类风湿因子1∶20（＋），抗SSA抗体（＋）。

11. 病人最可能的诊断是（   ）。
    A. 类风湿关节炎   B. 慢性肾盂肾炎   C. 系统性红斑狼疮
    D. 慢性肾小球肾炎急性期   E. 干燥综合征

12. 首选治疗药物的最佳组合为（   ）。
    A. 抗疟药＋双氯芬酸
    B. 糖皮质激素＋非甾体类抗炎药
    C. 糖皮质激素＋甲氨蝶呤
    D. 糖皮质激素＋环磷酰胺

E. 激素+抗生素

13. 以下护理措施不恰当的是（　　）。

A. 多吃促唾液分泌食物

B. 洗浴后涂抹含油脂的护肤膏

C. 长期使用激素眼膏保持眼睛湿润

D. 安慰病人，缓解病人焦虑情绪

E. 嘱病人遵医嘱用药，积极配合治疗

参考答案

一、名词解释

1. 原发性干燥综合征：一种主要侵犯唾液腺及泪腺等外分泌腺的慢性炎性自身免疫病，表现为口眼干燥，并可累及肾、肺、神经系统、消化系统等多个系统，引起全身器官受累，如肌肉无力、全身酸痛、干咳、胸闷、癫痫、软瘫、萎缩性胃炎、周围神经损害等。

2. 继发性干燥综合征：是指发生于另一种诊断明确的结缔组织病比如系统性红斑狼疮或类风湿关节炎等疾病的干燥综合征。

二、填空题

1. 泪腺、唾液腺，口眼干燥。

2. 唾液腺，猖獗性龋齿、腮腺炎。

三、简答题

1. 答：(1) 局部表现

① 口干燥症：口干、猖獗性龋齿、成人腮腺炎、舌痛、口腔黏膜出现溃疡或继发感染。

② 干燥性角结膜炎：眼干涩、异物感、泪少等症状，部分病人有眼睑缘反复化脓性感染、结膜炎、角膜炎。

③ 其他：浅表部位如鼻、硬腭、气管及其分支、消化道黏膜、阴道黏膜的外分泌腺体均可受累，使其分泌较少而出现相应症状。

(2) 系统表现：过敏性紫癜样皮疹、关节痛、肾炎、间质性肺炎、萎缩性胃炎、周围神经损害、血小板减少等。

2. 答：(1) 眼干护理：注意眼睛休息；避免强光刺激，外出带遮阳伞、遮阳镜；使用生理盐水保持眼部湿润；使用眼药水或人工泪液，防止角膜溃疡穿孔；使用抗生素防止眼部感染。

(2) 口干护理：常用液体湿润口腔；多食用促进唾液分泌的食物；保持口腔清洁；定期进行口腔检查，防止或延长龋齿的发生；使用抗生素治疗口腔感染。

四、选择题

1	2	3	4	5	6	7	8	9	10	11	12	13
C	D	D	E	D	E	C	E	E	C	E	D	C

（荣灿）

参考文献

[1] 陈宽林主编.内科护理学试题荟萃.北京：化学工业出版社，2012.
[2] 葛均波，徐永健主编.内科学.第8版.北京：人民卫生出版社，2014.
[3] 尤黎明，吴瑛主编.内科护理学.第5版.北京：人民卫生出版社，2014.
[4] 谢灿茂，李光然，叶任高主编.内科学学习指导与习题集.北京：人民卫生出版社，2005.
[5] 陈宽林，吴刚主编.内科护理学.北京：中国医药科技出版社，2015.
[6] 陈宽林，沈维青主编.健康评估.北京：化学工业出版社，2010.